속편한 식도 이야기

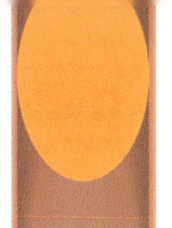
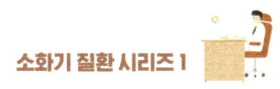

소화기 질환 시리즈 1

속 편한 식도 이야기

식도질환에 대해 궁금한 모든 것

SOK 속편한내과 네트워크 지음

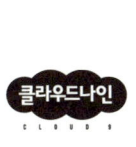
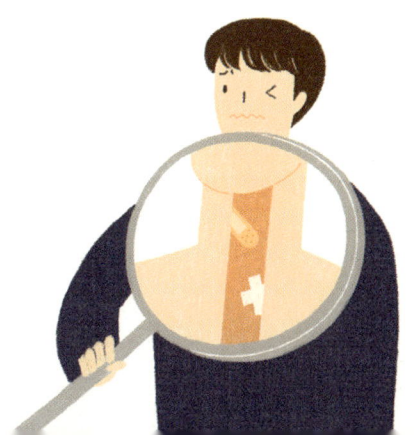

프롤로그
잘 알수록 속이 더욱 편해지는 식도질환

시대에 따라 환경과 기술과 사람들의 식생활 문화가 바뀌면 각 질병의 발생률도 변화하게 마련이다. 1960년대 이전에 매우 드물었던 당뇨병이 2010년대에 이르러선 30세 이상 성인 10명 중 한 명은 당뇨병일 정도로 흔해진 것이 좋은 예이다.

위장관 질환에서도 이러한 변화가 관찰되는데 과거와 비교해 위암은 점차 감소하고 있는 데 반해 대장암은 증가하고 있다. 위암과 대장암뿐만 아니라 달라진 식생활습관, 청결해진 위생 상태, 비만 인구 증가 등의 사회인구학적 변화는 다른 여러 위장관 질환의 발생에도 영향을 주고 있다. 그중 가장 두드러지게 증가하는 질환 중 하나가 위식도 역류질환이다.

역류성 식도염으로 대표되는 위식도 역류질환은 위산이 식도로 역류하면서 속 쓰림, 가슴 쓰림, 가슴 답답함 등 다양한 증상을 일으킬 수 있는 만성 질환으로 일생에 걸쳐 호전과 악화를 반복하게 된다. 단기간의 치료로 쉽게 완치가 되는 급성 질환과는 다르게 당뇨병이나 고혈압과 같은 대부분의 만성 질환은 꾸준한 식생활 관리와 치료를 요구한다. 따라서 환자 본인이 자신의 병에 대해서 잘 아는 것이 매우 중요하다. 환자 본인이 잘 알수록 식생활 관리가 더욱 잘 되기 때문이다. 위식도 역류질환 또한 만성 질환이라 환자 본인이 자신의 병에 대해서 잘 알수록 치료에 많은 도움이 된다.

인터넷을 검색해보면 위식도 역류질환에 대한 많은 정보를 볼 수 있다. 그러나 인터넷에 올라온 정보들은 대부분 매우 간단하거나 잘못된 내용도 많이 있어 환자 입장에서 자세하고 정확한 의학 정보를 찾기란 쉽지 않다. 진료실에서 위식도 역류질환을 앓는 모든 분들에게 정확한 정보를 자세히 제공할 수 있으면 좋을 것이다. 하지만 시간적 제약 때문에 매번 자세한 정보 제공을 할 수 없었다는 점이 항상 아쉬웠다. 이에 우리 속편한내과 네트워크에서는 위식도 역류질환을 포함한 다양한 식도질환에 대한 정확하고 유용한 정보를 제공해 일반독자들의 식도질환에 대해 이해를 높이고 식도질환으로 고생하는 환자들의 실제 치료에 도움을 주고자 이 책을 만들기로 하였다.

이 책은 총 3장으로 구성되어 있다. '1장 식도란 무엇인가'에선 식도의 기본 구조와 기능을 설명하였고 '2장 식도의 여러 가지 질환들'에서는 다양한 식도질환의 원인, 진단, 치료 등을 설명하였다. 또한 식도질환마다 환자들이 자주 하는 질문들과 이에 대한 해답을 모아 환자들의 궁금증을 풀어주기 위해 노력하였다. '3장 진료실에서 만난 식도질환 환자들 이야기'에선 식도질환으로 병원에 오는 다양한 실제 환자들의 증상을 이야기로 풀어내 다소 딱딱할 수 있는 식도질환 내용을 일반독자들이 좀 더 재미있게 읽을 수 있게 하였다. 그리고 모든 장에는 가능한 많은 그림을 넣어 일반독자들이 좀 더 이해하기 쉽게 하려고 노력하였다.

그러나 책을 다 쓴 후 읽어보니 이러한 노력에도 불구하고 일반독자들이 보기에 다소 어려운 부분이 있는 것을 솔직히 시인한다. 그러나 이 책의 목적이 단순한 식도질환의 소개에 있는 것이 아니라 식도질환으로 고생하는 분들에게 더 정확하고 유용한 정보를 제공하자는 것에 있는 만큼 질병의 이해에 도움이 되는 내용을 좀 더 자세히 쓰다 보니 다소 어려운 부분이 생길 수밖에 없었다.

'아는 것이 병이다'란 말이 있다. 맞는 말이다. 그러나 이 말은 질병에 대해서 정확히 모르고 어설프게 알 때 해당하는 말이다. 오히려 '지피지기知彼知己면 백전백승百戰百勝'이란 말처럼 질병에 대해서 잘 알고 또 자기 자신의 잘못된 식생활습관을 파악해서 올바르게 교정할수록 병을 잘 고칠 가능성이 높아진다. 이 책이 식도질환으로 고생하는 많은 환자분들에게 식도질환을 좀 더 정확히 이해할 수 있는 정보를 주어 치료 과정에 조금이나마 도움이 되길 기대한다. 또한 지금까지 식도질환에 대해 잘 몰랐던 일반 분들에게는 식도질환에 대한 바른 정보를 소개할 기회가 되기를 기대해본다.

끝으로 이 식도질환 책의 출간을 위해 많은 노력을 함께해주신 전국 36개 속편한내과네크워크 원장님들 모두에게 심심한 감사를 드린다.

-속편한내과 네트워크
식도질환책 편찬위원장 김영선 외 저자 일동

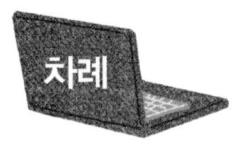

차례

머리말 잘 알수록 속이 더욱 편해지는 식도질환 · 005

1장 식도란 무엇인가 · 011
식도의 해부학적 위치와 구조 · 014 | 식도의 기능 · 016 |
식도 이상 시 증상들 · 021

2장 식도의 여러 가지 질환들 · 025
| 위식도 역류질환 · 028
　위식도 역류질환이란? · 030 | 위식도 역류질환의 원인 · 033 |
　위식도 역류질환의 진단 · 046 | 위식도 역류질환의 증상 · 052 |
　위식도 역류질환의 치료 및 관리 · 057
| 식도운동질환 · 074
　식도운동질환이란? · 074 | 식도운동질환의 증상 · 075 |
　일차성 식도운동질환 · 078
| 바렛식도 · 093
　바렛식도의 원인 · 095 | 바렛식도의 증상 · 096 |
　바렛식도의 진단 · 096 | 바렛식도의 치료 · 097 |
　바렛식도의 합병증 및 임상적 중요성 · 100 |
　우리나라에서의 바렛식도와 식도선암과의 관계 · 100
| 식도암 · 107
　식도암이란? · 109 | 식도암의 원인 · 110 | 식도암의 종류 · 112 |
　식도암의 증상 · 113 | 식도암의 진단 · 114 | 식도암의 치료 · 117 |
　식도암의 예후 · 118

| 기타 식도질환 · 123
　　식도상피하 종양 · 123 | 식도 정맥류 · 129 |
　　말로리-바이스 증후군 · 138 | 약제유발성 식도염 · 142 |
　　식도게실 · 146 | 칸디다식도염 · 151 | 바이러스성 식도염 · 154 |
　　식도 이물 · 156

3장 진료실에서 만난 식도질환 환자들 이야기 · 163

| 나만 모를 수 있는 '입냄새' · 165
| 목에 무엇인가 걸려 있는 느낌 '인두 이물감' · 171
| 장기간 지속되는 기침 '만성기침' · 179
| 숨이 찬 느낌이 드는 '가슴 답답함' · 185
| 가슴이 답답하고 조이는 듯한 '흉통' · 190
| 가슴 뒤가 타는 듯이 화끈거리는 느낌 '작열감' · 199
| 심장까지 쓰린 느낌의 '가슴쓰림' · 202
| 매우 다양한 원인을 갖는 '속쓰림' · 207
| 음식이 잘 넘어가지 않는 '연하곤란' · 213
| 가까이 하기엔 너무 멀게 만드는 '트림' · 217
| 술 마시고 피를 토하는 '토혈' · 221
| 야식이 악화시킨 미생들의 가슴 아픈 이야기 · 226
| 방치하면 위험한 '역류, 신트림' · 230
| 음식물을 삼킬 때 느껴지는 통증 '연하통' · 236
| 급작스런 식도 이상 '식도이물' · 241
| 기타 - 대동맥 질환에 의한 식도 압박 · 243

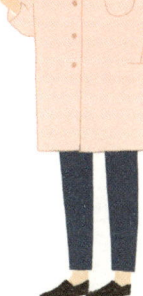

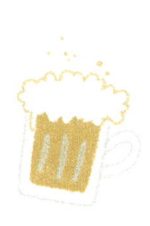

1장
식도란 무엇인가

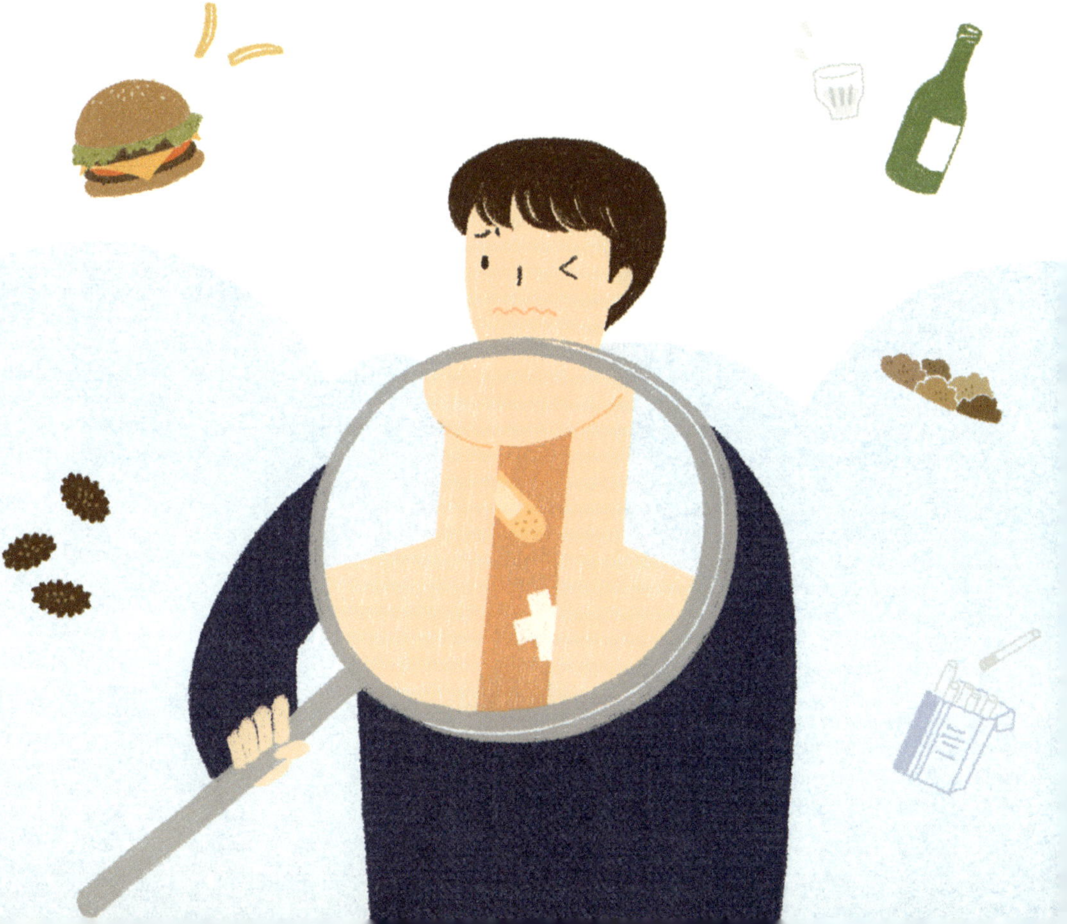

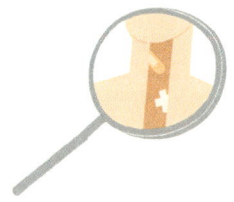

최근에는 음식을 소재로 하는 TV 프로그램들이 점차 많아지고 있다. 사람들의 음식에 대한 관심이 높아졌기 때문이다. 단순히 음식의 맛에서 그치지 않고 음식의 모양과 영양학적인 면과 건강에 미치는 영향으로까지 커져가고 있다. 의학 분야에서도 질병의 예방과 치료 및 건강을 유지하기 위한 방편으로 음식물 섭취의 중요성이 날로 강조되고 있다. 이렇게 다방면에서 관심을 끌고 있는 음식물을 우리가 삼켰을 때 몸속에서 지나가는 통로가 바로 소화관이다.

소화관 중 식도는 우리가 입을 통해 꿀꺽 삼킨 음식물이 제일 먼저 지나가는 장기다. 아마 '식도'라는 이름을 못 들어본 사람은 거의 없을 것이다. 그러나 막상 식도가 어떤 역할을 하는 장기이고 또 어디에 위치하는지에 대한 질문을 받았을 때 정확히 대답할 수 있는 사람 또한 많지 않을 것 같다. 과연 식도라는 장기는 어떤 일을 하며 어디에 위치해 있는 것일까? 1장에서는 이 궁금증에 대한 답을 제공하고자 한다.

식도의 해부학적 위치와 구조

식도는 입에서 삼킨 음식물을 위로 전달하는 통로 역할을 하는 긴 관 모양의 장기다. 윗부분은 구강 안쪽 목구멍(인두)과 바로 연결되어 있으며 아랫부분은 위와 연결되어 있다. 목 중간 부분부터 시작해서 명치까지 약 23~25센티미터의 길이에 달한다. 식도 내부 내강의 지름은 약 2~3센티미터다.

식도는 가슴 부위의 정중앙에 있다. 식도 앞쪽에는 기도가 있고 식도 왼쪽으로는 대동맥이 지나가며 식도 뒤쪽에 척추가 있다. 이러한 식도의 해부학적 위치 때문에 식도의 이상 시 목이나 가슴 또는 윗배

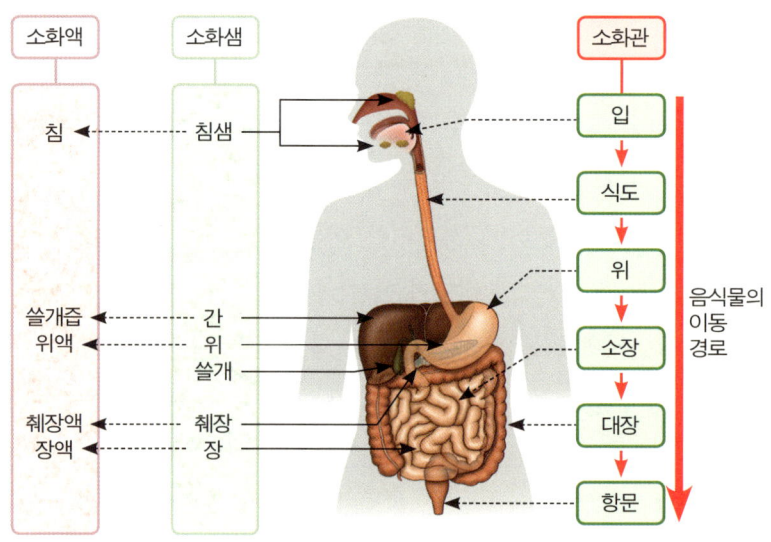

〈그림 1〉 음식물의 이동경로

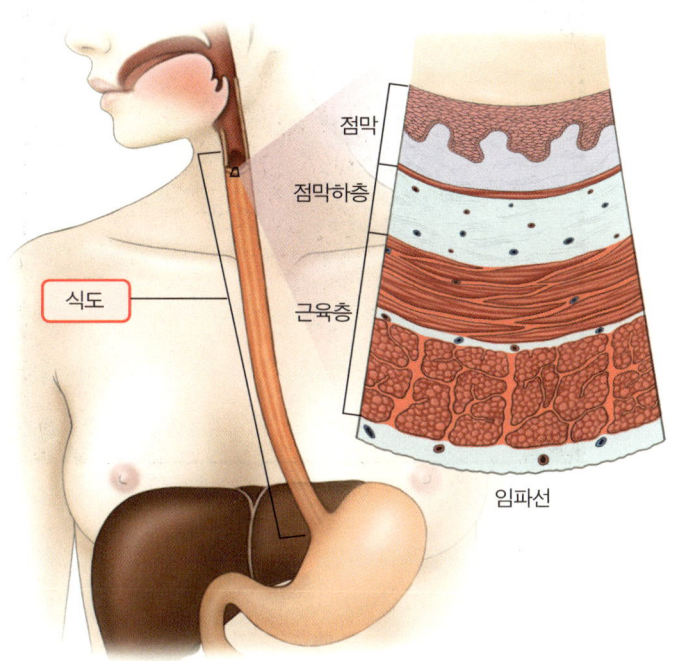

〈그림 2〉 식도의 구조

가운데 부위에 해당하는 명치 부위 등 다양한 부위에서 여러 증상이 발생할 수 있다.

식도벽의 두께는 약 4밀리미터이고 〈그림 2〉처럼 맨 안쪽부터 점막, 점막하층, 근육층의 3개 층으로 구성되어 있다. 위, 소장, 대장이 근육층 바깥부분에 장막이 있어 4개 층의 구조로 되어 있는 것과 달리 식도는 장막이 없는 3개 층의 구조로 되어 있다. 장막이 없어 식도암은 위나 대장 등 다른 소화관암에 비해 주변으로 잘 퍼질 수 있다.

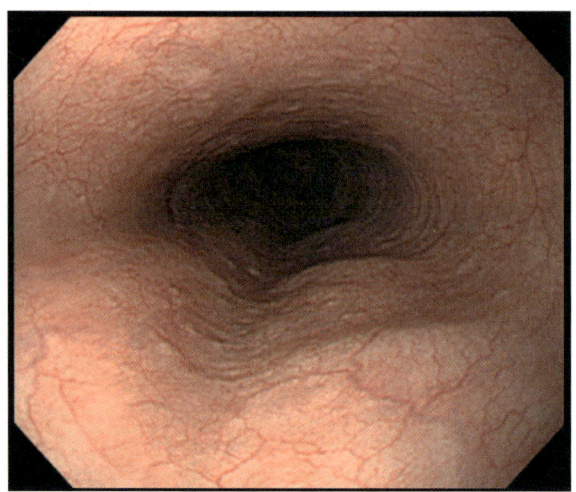

〈그림 3〉 정상식도 내부 모습 - 내시경으로 본 사진

식도는 〈그림 3〉에서처럼 음식물을 내려보내는 둥근 관 모양으로 되어 있다.

식도의 기능

식도는 입으로 삼킨 음식물을 위로 내려보내는 기능을 한다. 식도는 엄지손가락 정도의 굵기지만, 음식물이 통과할 때에는 크게 확장된다. 〈그림 4〉처럼 식도의 내강이 늘어났다 수축되는 것을 반복함으로써 음식물을 위로 밀어 내려보낸다. 이렇게 음식물을 내려보내는 식도의 움직임이 마치 벌레가 꿈틀거리는 것처럼 보인다고 해서 연동운동peristalsis, 蠕動運動이라고 부른다. 이런 연동운동을 통해 식도에서 음식물을 위로 내려보내는 데 걸리는 시간은 음식물의 형태에 따라 다르다. 고깃덩어리나 떡 등 일정한 형태를 가진 음식을 위로 내려보내는 데는 5초까지 걸릴 수 있으나 물이나 음료수 등의 액체는 0.4~1.5초면 충분하다.

식도의 구조 중 특이한 것은 괄약근조임근, sphincter이다. 괄약근은 상부식도와 하부식도에 하나씩 존재하며 각각 상부식도괄약근UES : upper esophageal sphincter과 하부식도괄약근LES : lower esophageal sphincter이라 불린다.

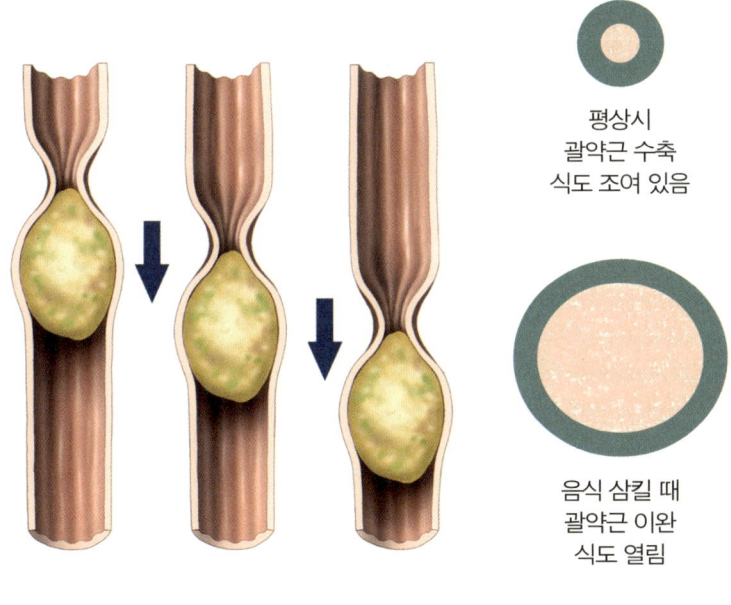

평상시
괄약근 수축
식도 조여 있음

음식 삼킬 때
괄약근 이완
식도 열림

〈그림 4〉 식도 연동운동   〈그림 5〉 식도 괄약근

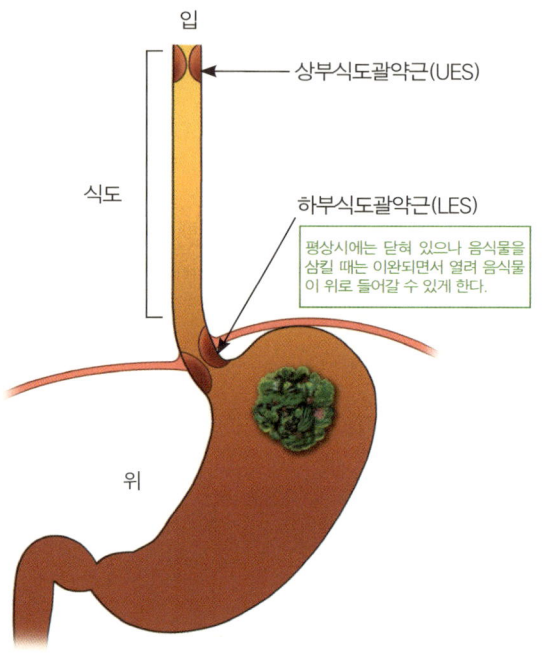

〈그림 6〉 괄약근의 수축과 이완

 매우 생소하게 들리는 괄약근이라는 구조는 〈그림 5〉의 고무링처럼 평소에는 수축된 상태로 식도를 조이고 있다가 음식을 삼키면 자율신경계에 의해서 자동적으로 이완되면서 식도를 열리게 해서 음식을 통과시킨다.
 그렇다면 이 괄약근이 하는 역할은 무엇일까? 괄약근 중 하부식도괄약근은 음식물을 삼킬 때만 자동적으로 열려 음식물을 위장으로 내려보낸다. 평소에는 닫혀 있어 위 안의 음식물이 식도로 역류*되는

---

* 역류reflux 식후에 위에 있는 음식물이 식도로 거꾸로 올라오는 것.

것을 막는 데 중요한 역할을 한다. 따라서 이 하부식도괄약근에 이상이 생겨 잘 열리지 못하면 음식물을 위장으로 못 내려보내 식도에 음식이 걸리는 증상을 일으키고 반대로 잘 안 닫히면 위산의 역류가 많아져 가슴 뒤나 아랫부분인 명치 부위가 쓰리거나 신트림이 많아지게 된다.

하부식도괄약근은 음식을 삼킬 때뿐만 아니라 과식이나 소화불량 등으로 위 내의 압력이 높아졌을 때도 〈그림 8〉처럼 반사적으로 일시 이완되어 위 내 공기를 입으로 배출시켜 위의 압력을 줄여주는 트림을 하는 데도 중요한 역할을 한다. 그러나 만약 질병이나 수술 때문에 이 하부식도괄약근에 이상이 생겨 위 내 압력이 높아졌는데도 반사적으로 이완되지 않는다면 트림이 안 나와 매우 고통스러울

하부식도괄약근이 수축되어 식도가 조여 있는 상태

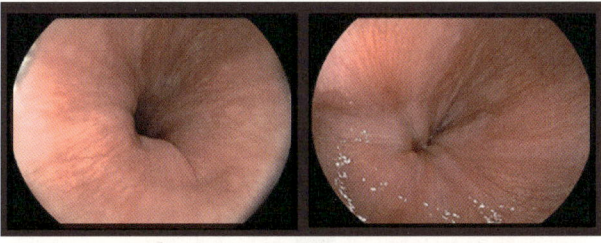

하부식도괄약근이 이완되어 식도가 열려 있는 상태

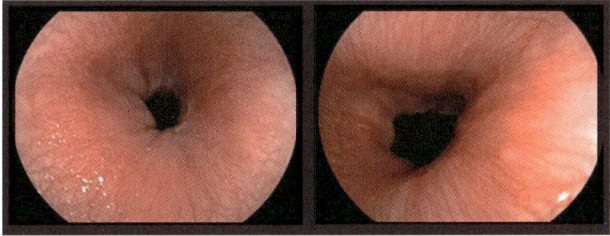

〈그림 7〉 정상 위식도 접합부의 내시경 소견

수 있다.

 음식물이 입으로 들어와서 위에 도달하기까지의 일련의 과정을 연하작용이라고 한다. 이 연하작용에는 목(인두와 후두)과 식도의 여러 가지 근육들이 복잡하게 작용한다. 이를테면 음식물이 목으로 들어가면 어떻게 될까? 우리가 숨을 쉬는 기도로 음식물이 들어가는 것을 막기 위해 자동적으로 기도의 덮개에 해당하는 후두개라는 부분이 기도를 막고 이와 동시에 상부식도괄약근에 의해 상부식도가 열리면서 음식물이 식도로 들어가게 되는 것이다.

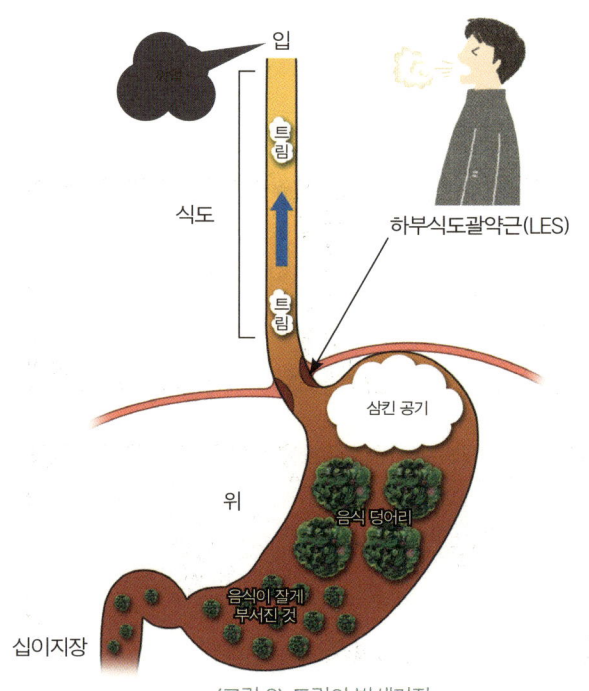

〈그림 8〉 트림의 발생기전

식도로 들어간 음식물은 앞에서 설명한 식도의 연동운동에 의해 위장에 전달된다. 그런데 이런 복잡한 연하작용은 우리가 의식적으로 하나하나 조절하는 것이 아니라 뇌간이라는 곳에 있는 연하중추란 곳에서 자동적으로 제어된다. 따라서 중풍이나 다른 신경질환에 의해 이 연하중추가 손상을 받으면 음식을 삼키는 것이 어려워진다. 우리 몸에서 매일 일어나는 생리현상들 하나하나가 이처럼 뇌와 신경과 근육들에 의해서 자동적으로 매우 정교하게 조절되고 있다는 것을 생각해보면 우리 인체는 그야말로 매우 신비롭다고 하지 않을 수 없다.

식도 이상 시 증상들

식도는 상부 쪽으로는 입과 목 부위에 연결되어 있고 하부 쪽으로는 위장과 연결되어 있다. 그래서 식도에 이상이 있을 때는 식도와 연결된 부위에도 영향을 줄 수 있다. 따라서 〈그림 9〉과 같이 입과 목과 가슴과 윗배 등 다양한 위치에서 여러 증상을 일으킬 수 있다. 식도에 이상이 생길 때 나타날 수 있는 증상들은 다음과 같다.

- 입(구강) 증상 : 입 냄새, 혀가 텁텁함, 사레*
- 목(인후두) 증상 : 목에 무엇인가 끼어 있는 듯한 인두 이물감**, 목 답답함, 목 따끔거림

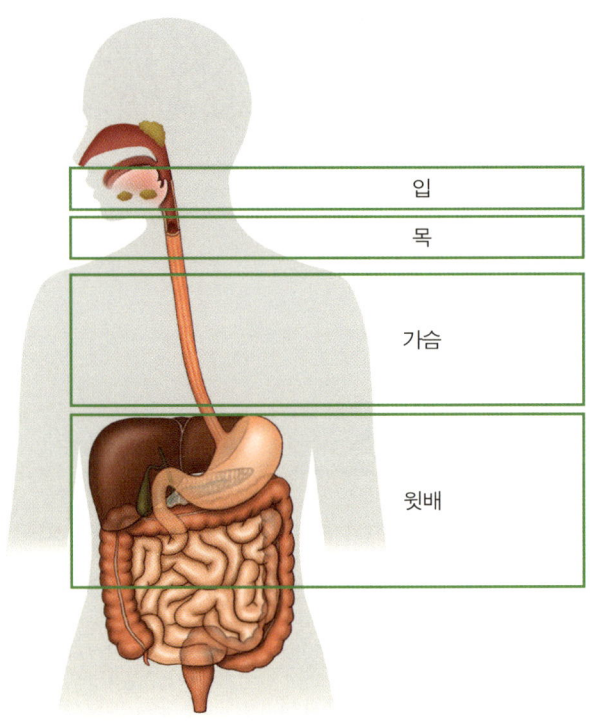

〈그림 9〉 식도질환에 의해 증상이 나타날 수 있는 부위

---

* 사레aspiration 사레가 들린다는 것은 물이나 음식이 잘못해서 식도가 아닌 후두, 즉 기도로 들어갔을 때 반사적으로 이를 배출하기 위해 심한 기침이 나는 현상.

** 인두 이물감globus sensation 목 부분에 무엇인가 걸려 있거나 끼어 있는 듯해서 답답하고 불편한 느낌이 지속되는 것.

- 호흡기 증상 : 만성기침, 폐렴, 천식 악화
- 가슴 증상 : 숨이 찬 느낌(가슴이 답답함), 흉통, 가슴 뒤쪽이 타는 듯한 작열감, 가슴쓰림*, 역류, 연하곤란**, 연하통,*** 트림, 신물 오름****
- 복부 증상 : 속쓰림, 구토, 밥을 먹어도 금방 배가 고픈 증세
- 기타 : 토혈

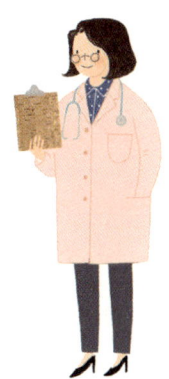

---

*   가슴쓰림 작열감heartburn 가슴 뒤에서 타는 듯한 느낌이 드는 것.
** 연하곤란dysphagia 삼킨 물이나 음식물을 식도에서 위로 못 내려보내 음식물이 식도에 걸리는 증상.
*** 연하통odynophagia 음식물을 삼킬 때 식도가 있는 가슴 부위에서 통증을 느끼는 것.
**** 신물 오름acidismus 시큼한 맛의 액체(위산)가 위에서 식도와 입으로 거꾸로 올라오는 것.

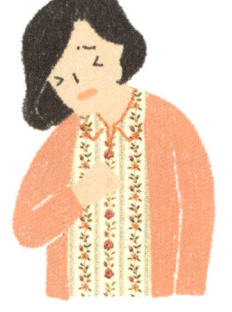
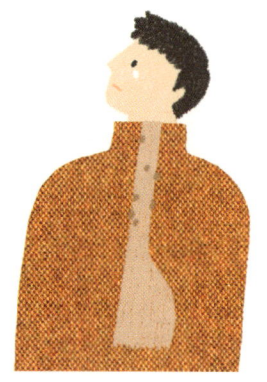

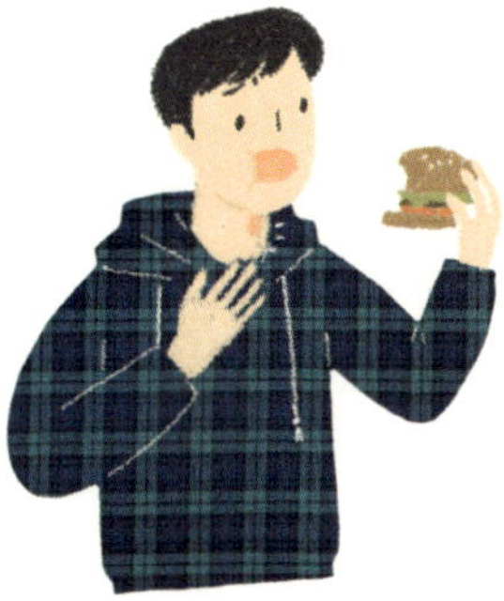

2장
식도의 여러 가지 질환들

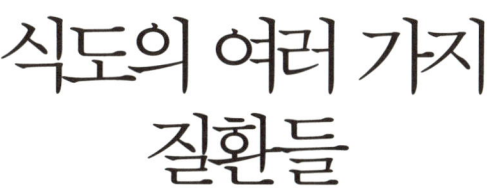

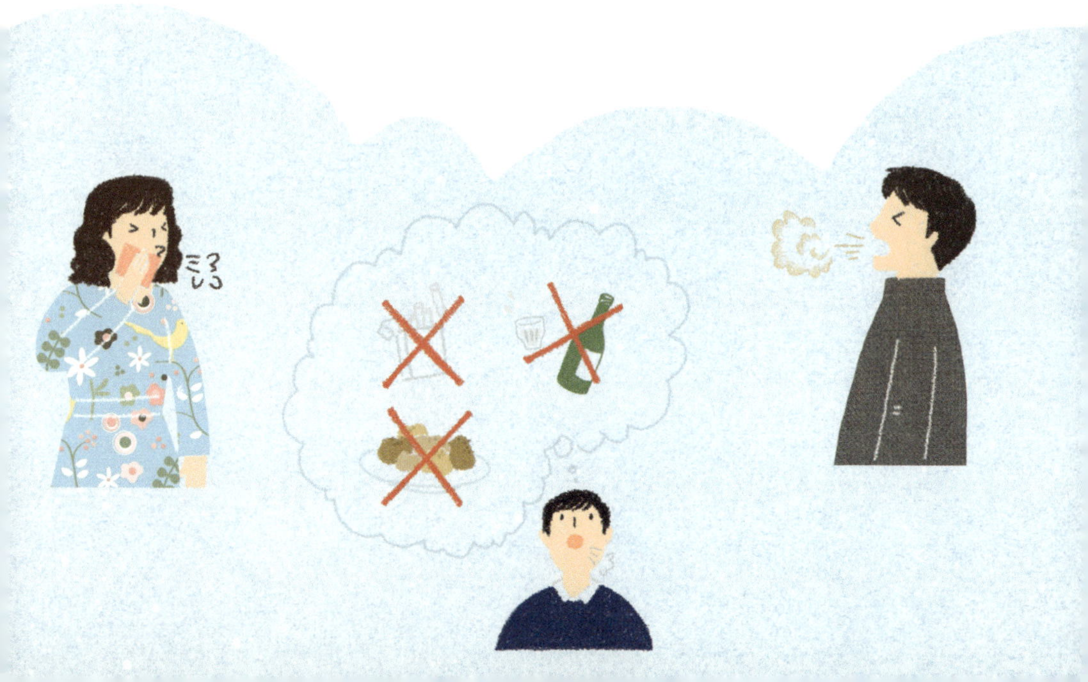

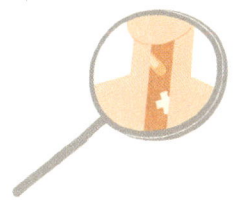

식도에서는 어떤 질병이 발생할까? 아래는 임상에서 흔히 볼 수 있는 식도질환들을 나열한 것이다.

- 위식도 역류질환
- 식도운동질환
- 바렛식도
- 식도암
- 기타 식도질환(식도상피하종양, 식도 정맥류, 약물유발 식도염, 바이러스성 식도염, 진균성 식도염, 식도이물, 말로리-바이스 증후군)

위의 식도질환 중에는 들어서 익숙한 질병도 있겠지만 아주 생소한 질병도 있을 것이다. 이들 질환에 대해 하나하나 자세히 알아보도록 하자.

위식도 역류질환

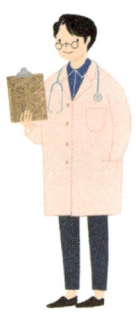

가슴 뒤쪽이나 속이 쓰릴 때는 어떤 병을 의심해야 할까? 과거에는 이런 증상을 호소할 때 일반적으로 위염이나 위궤양이 원인일 것이라 생각했다. 또한 연세가 지긋하신 분들 중에는 젊었을 때 고생을 많이 해서 생긴 화병으로 단정 짓는 경우도 있다. 개중에 걱정이 많은 사람들은 혹시 내가 위암에 걸린 것은 아닐까 하고 병원을 찾기도 한다. 하지만 최근에는 이런 증상을 호소하는 사람들의 상당수가 '위식도 역류질환GERD, gastroesophageal reflux disease'으로 진단되고 있다.

위식도 역류질환은 서양에서는 비교적 흔한 질환이다. 유병률이 10~20%에 이른다. 미국에서는 세 번째로 많은 위장관 질환이다. 일반적으로 서양 성인 인구의 약 20~40%가 적어도 일주일에 한 번 이상 가슴쓰림이나 역류 같은 전형적인 위식도 역류증상을 경험한다고 한다.

반면에 아시아에서는 유병률이 5% 미만으로 상대적으로 적게 발생하는 질환으로 알려져 있다. 다른 아시아인들과 마찬가지로 우리나라 사람들에게서도 그동안 위식도 역류질환이 흔하지 않은 질환으로 알려져왔으나 최근 식생활이 서구화되면서 위장질환 중에서 가장 빠른 속도로 증가하고 있다.

건강심사평가원 통계에 따르면, 2013년 위식도 역류질환의 외래 진료 인원은 351만여 명으로 249만여 명이었던 2009년에 비해 5년간 약 41%나 증가했다. 5,000만 국민 중 약 7%가 위식도 역류질환으로 병원을 찾은 셈이다. 대부분의 환자가 의사를 찾기까지 수년의 세월이 걸린다고 하니 병원을 찾지 않고 자가치료하는 환자를 포함하면 훨씬 더 많은 위식도 역류질환 환자가 있을 것으로 추정된다.

위식도 역류질환은 40~50대 중장년층부터 집중적으로 발생한다. 나이가 들수록 중요한 역류장벽 중의 하나인 하부식도괄약근의 기능이 떨어져 역류증상이 더 심해지는 경향이 있다. 젊은 나이에도 적지 않게 발생하고 있으나 단순소화불량으로 참고 지내거나 막연한 약물치료에 의존하는 경우가 많다. 역류질환은 당장 생명을 위협하는 중증질환은 아니지만 대개 만성적이며 자주 재발하는 양상을 보임으로써 삶의 질을 떨어뜨릴 수 있다. 게다가 드물지만 심한 경우에는 식도협착이나 식도암으로 진행될 수 있다.

그런데 위식도 역류질환이라고 하면 다소 생소하게 들릴 것이다. 그러나 역류성 식도염relux esophagitis이라는 말은 들어본 분이 많을 것이다. 그렇다면 위식도 역류질환과 역류성 식도염은 다른 병일까 아니면 같은 병의 다른 이름일까? 만약 다른 병이라면 그 차이점은 무엇일까? 대다수의 사람들 심지어 의사들조차 소화기질환에 관해 전문적인 지식이 없는 한 이 질문에 대해 정확히 답하지는 못할 것으로 생각된다. 이제 위식도 역류질환과 역류성 식도염에 대해 하나하나

알아보도록 하자.

위식도 역류질환이란?

위식도 역류질환의 정의와 분류

2005년 9월 캐나다의 몬트리올에서는 세계소화기학회World congress of Gastro-enterology가 열렸다. 이곳에서 전 세계 18개국에서 모인 위식도 역류질환 전문가 44명이 수년간 공동으로 만든 위식도 역류질환에 대한 새로운 정의와 분류가 발표되었다(표 1 참조). 이것이 위식도 역류질환에 대한 몬트리올 정의The Montreal Definition and Classification of GERD이다. 여기서 위식도 역류질환은 '위의 내용물이 식도로 역류되어 불편한 증상이나 합병증이 발생된 상태'로 정의되었다.

좀 더 쉽게 이야기하자면, 위에 있는 음식물이나 위산이 식도로 역류가 되어 가슴쓰림이나 속쓰림 등의 증상이 발생되고 이로 인해 일상생활에서 불편을 느끼거나, 위산 역류로 인해 식도에 염증이나 협착 등 합병증이 발생했을 경우를 말한다. 우리나라 소화기 학회를 비롯한 전 세계의 많은 나라들에서 이 몬트리올 합의에서 만들어진 위식도 역류질환의 정의를 채택하고 있다.

그런데 이 정의는 다소 모호하게 들린다. 왜냐하면 일반적으로 질병의 진단에서 언급되는 특징적인 검사 소견에 대한 언급이 없이 역류질환을 역류로 인한 불편한 증상이나 합병증으로만 정의하기 때문이다.* 또한 모호한 것이 '불편한 증상'인데 이 불편한 증상이 의미하는 것은 이 증상으로 인해 삶의 질이 떨어질 정도로 일상생활에 지장을 받는다는 것이다.

그런데 만약 일주일에 한 번씩 위산 역류로 인해 가슴쓰림을 느끼는 A와 B라는 사람이 있다고 하자. A는 이 증상으로 인해 일상생활에서 불편함을 느끼고 B는 불편함을 느끼지 않는다면 정의상 A는 위식도 역류질환이라 할 수 있지만 B는 위식도 역류질환이라 할 수 없다. 그렇다면 왜 이처럼 전 세계 최고 전문가들이 만든 위식도 역류질환이라는 병의 정의가 이처럼 모호하게 정해졌을까?

그것은 위식도 역류질환이라는 병이 위내시경 등 특수 검사 한두 가지만으로 모두 진단할 수 있는 질환이 아니라 환자가 호소하는 증상과 이로 인한 일상생활의 불편감과 역류와의 연관성을 종합적으로 판단해야만 진단할 수 있는 다소 복잡하고 포함 범위가 넓은 질병이기 때문이다.**

몬트리올 학회에서 제시된 위식도 역류질환의 분류 〈표 1〉를 살펴보자. 이 분류에서는 위식도 역류질환을 식도증후군과 식도외증후군으로 나누었으며 식도외증후군은 다시 연관성이 확실한 경우와 연관성이 의심되는 경우로 분류했다. 식도 증상으로는 가슴쓰림이나 역류, 흉통 등이 있고 식도외 증상으로는 기침, 목에 무엇인가 걸려 있는

---

* 불편한 증상으로 번역한 말은 영어로는 'troublesome symptoms'으로 되어 있는데 다르게 번역하면 귀찮은 또는 성가신 증상이 될 수 있다.
** 의학 연구에서는 일관성을 위해 경도의 증상들이 일주일에 2일 이상 발생하거나 중등도 이상의 증상들이 일주일에 하루 이상 발생하는 경우에 불편한 증상으로 간주한다.

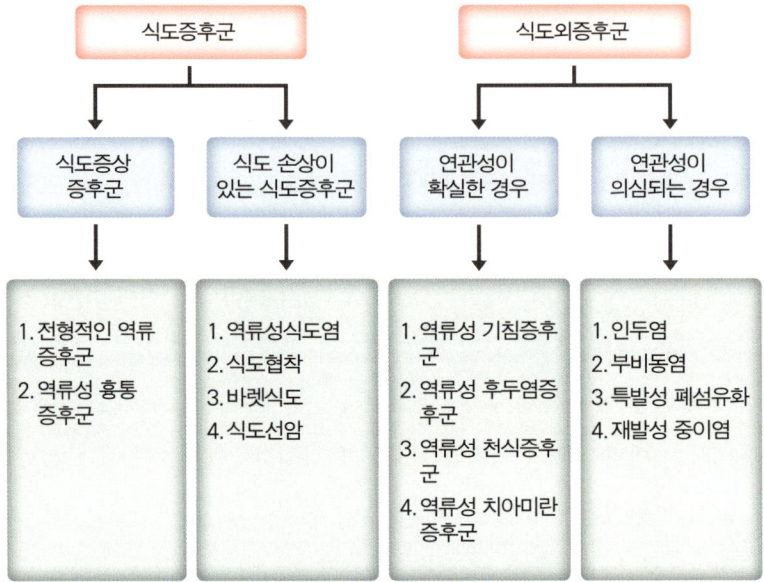

〈표 1〉 위식도 역류질환의 몬트리올 분류

것 같은 인두 이물감 등 다양한 증상들이 있다. 결론적으로 복잡해 보이는 이 표에서 꼭 알아야 할 것은 위식도 역류질환은 이처럼 매우 다양한 증상과 질병이 한데 모인 포괄적인 질환명이라는 것이다.

위식도 역류질환과 역류성 식도염의 관계는?

위식도 역류질환은 역류로 인해 발생되는 여러 증상이나 합병증을 모두 포함하는 포괄적인 이름이고 역류성 식도염은 위식도 역류질환 중 식도에 미란*이나 궤양이 발생한 경우에만 국한되어 사용하는 말

---

* erosion, 점막 표피가 박리되어 진피나 점막하조직이 노출된 것.

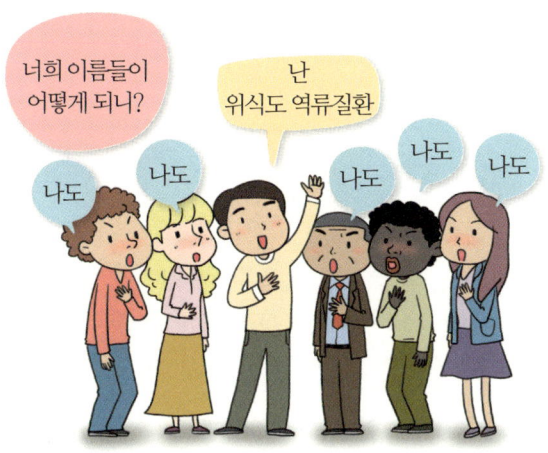

〈그림 10〉 '위식도 역류질환'이란 같은 이름 안에 속한 다양한 증상들

이다. 〈그림 11〉을 보면 좀 더 쉽게 알 수 있다. 즉 역류성 식도염은 위식도 역류질환에 포함되는 위식도 역류질환의 한 형태다.

위식도 역류질환의 원인

위식도 역류질환이 발생되는 근본 병인은 식도를 통해 자연스럽게 위로 내려간 음식물이나 위에서 분비된 위산 등이 식도로 역류하는 것이다. 이런 역류 현상이 발생하는 데는 여러 가지 원인이 있는 것으로 알려져 있다. 이들 원인에 대해서 살펴보기 전에 우선 정상 식도의 기능과 역류방지 기전에 대해서 먼저 알아보자. 이 역류방지 기전의 이상이 역류 발생의 중요한 원인 중 하나이기 때문이다.

정상적인 상황에서는 음식물이 순차적으로 식도를 거쳐 위를 지나

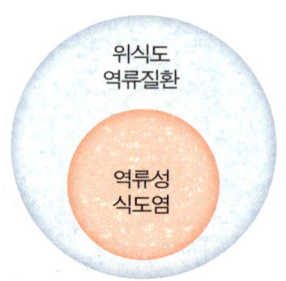

〈그림 11〉 위식도 역류질환과 역류성 식도염의 관계

십이지장으로 내려간다. 얼핏 생각하기에는 음식물을 삼키면 음식물이 아래로 내려가는 것이 당연하게 여겨진다. 물론 중력에 의한 움직임도 한몫하겠지만 그보다는 평소에 납작한 상태를 유지하던 식도가 음식물이 들어오면 연동운동을 시작해서 음식물을 아래에 있는 위로 내려보내는 것이다.

이때 앞서 식도의 기능에서 설명한 것처럼, 식도의 아래 끝부분 즉

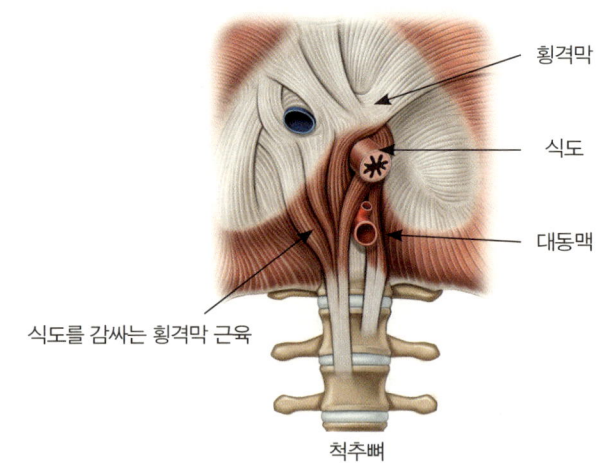

〈그림 12〉 횡격막과 식도

식도와 위의 연결부위인 위식도 접합부에 있는 하부식도괄약근은 평소에는 항문처럼 조여져 있다가 음식물이 넘어갈 때나 트림할 때만 열리도록 되어 있다. 이 하부식도괄약근은 우리 마음대로 여닫을 수 있는 근육이 아니라 자율신경에 의해 자동적으로 열리고 닫히는 특성을 가지고 있다. 그런데 식도는 가슴(흉강)에 위치하고 있어 배(복강) 안에 위치해 있는 위에 비해 내부 압력이 낮다. 서로 연결된 공간에서는 물질은 압력이 높은 곳에서 낮은 곳으로 움직이게 마련이다.

그렇다면 압력이 높은 위에서 상대적으로 압력이 낮은 식도로 위 내 음식물이나 위산이 역류되는 것은 당연한 현상일 것이다. 물론 서

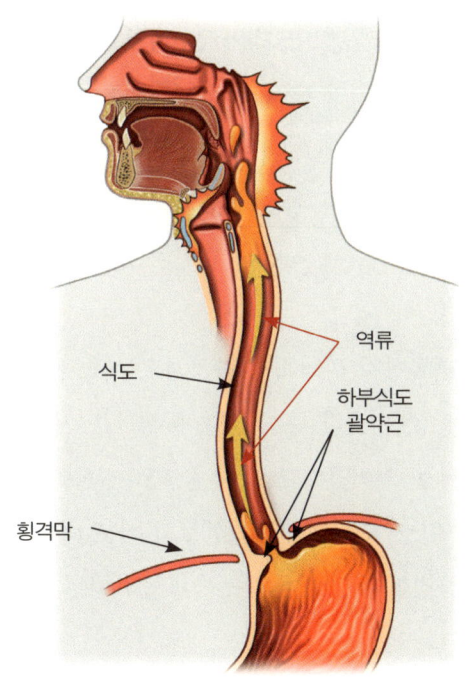

〈그림 13〉 횡격막과 역류

있을 때야 중력 때문에 역류현상이 드물게 일어난다고 해도 위와 식도가 수평적으로 위치하게 되는 누워 있을 때는 위로 내려갔던 음식물이나 위산 등이 압력의 차이에 의해 식도로 올라가는 난감한 상황이 항상 일어나야만 한다.

그런데 위에서 식도로 역류가 잘 안 일어나는 이유는 무엇일까? 그 이유는 위와 식도 사이에 역류를 방지할 수 있는 역류방지 장치가 있기 때문이다. 식도에서 위로 연결되는 부위인 위식도 접합부는 하부식도괄약근과 흉부와 복부의 경계를 만드는 근육인 횡격막이 식도를 감싸면서 형성된 해부학적 구조 때문에 높은 압력을 유지하게 되어 있는데 이것이 그 역류방지 장치다.

횡격막의 일부분은 〈그림 12〉처럼 식도하부를 동그랗게 감싼다. 식도를 동그랗게 감싼 횡격막 근육은 식도하부를 조여 식도내부 압력을 높임으로써 위 내 음식물이나 위산이 역류되는 것을 방지하는 데 도움을 준다. 그런데 식도와 위 연결부위의 항역류장치 역할을 하는 횡격막과 하부식도괄약근에 이상이 생기면 〈그림 13〉처럼 역류가 많이 일어나게 된다.

그러나 이런 역류방지 장치에도 불구하고 어느 정도의 역류는 누구에게나 식후에 짧은 순간 증상 없이 발생하는 자연스러운 현상이다. 즉 역류가 한 번 일어났다고 해서 곧 역류질환이 되는 것은 아니다. 다만 역류의 빈도가 높아지고 역류물의 식도 내 잔류기간이 길어지면 위식도 역류질환이 발생할 가능성이 높아지는 것이다.*

---

* 일반인들이 흔히 말하는 '위산과다' 즉 위산이 과다하게 생성 분비되는 것이 위식도 역류질환의 원인은 아니다. 왜냐하면 위식도 역류질환 환자에서 위산 분비는 정상인과 다르지 않기 때문이다.

위식도 역류질환의 발생에 관여하는 중요 원인들을 좀 더 자세히 살펴보자.

일과성 하부식도괄약근 이완 TLESR : Transient LES relaxation

음식물이 위 안에 들어오면 식도와 위의 접합부에 있는 하부식도괄약근과 횡격막이 수축하고 식도와 상부 위가 이루는 각도가 변하면서 항역류장벽이 형성되어 음식물의 역류를 막는다. 이 중 가장 중요한 역할을 하는 것이 하부식도괄약근이다. 이 하부식도괄약근은 음식물을 삼킬 때만 이완되고 다른 때에는 수축하고 있는 것으로 알

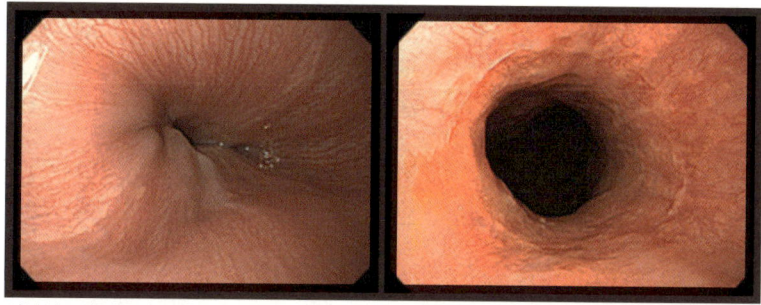

하부식도괄약근의 수축으로 위식도 접합부가 닫힌 상태로 위식도 역류가 안 일어난다.(좌)
하부식도괄약근의 이완으로 위식도 접합부가 열린 상태로 위식도 역류가 잘 일어난다.(우)

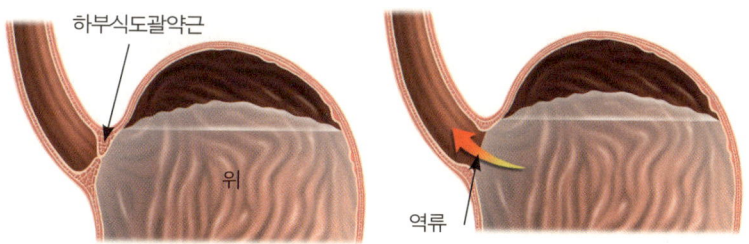

〈그림 14〉 하부식도괄약근의 수축과 이완

려져왔다. 그런데 음식물을 삼킬 때와 무관하게 하부식도괄약근이 10초 이상 일시적으로 이완되면서 하부식도가 열리는 현상이 발견되었다. 이것을 일과성 하부식도괄약근 이완$_{TLESR}$이라 부르는데 역류를 발생시키는 주된 요인으로 꼽히고 있다.

현재 이 현상을 일으키는 원인들이 다 밝혀져 있지는 않다. 다만 위의 확장에 의해 위의 머리부분에 해당하는 분문부가 자극이 되어 나타나는 미주신경반사가 하부식도괄약근을 일시적으로 이완시키는 중요한 원인으로 추정되고 있다. 따라서 일과성 하부식도괄약근 이완은 위의 확장이 일어나는 식후에 주로 발생한다. 그런데 이 일과성 하부식도괄약근의 이완은 위식도 역류질환 환자뿐만 아니라 정상인에게서도 일어난다. 즉 이것은 위식도 역류질환 환자에게서만 발생하는 병적 현상은 아니라는 것이다. 그렇다면 무엇이 다를까?

위식도 역류질환 환자에게서는 정상인에 비해 일과성 하부식도괄약근의 이완이 일어나는 동안 더 많은 위산 역류가 발생한다. 반대로 정상인에게서는 일과성 하부식도괄약근의 이완 동안 위산 역류가 일어나지 않거나 일어나도 위식도 역류질환 환자들에 비해 적게 일어난다. 결론적으로 일과성 하부식도괄약근의 이완이 위산 역류에 중요한 원인임은 분명하지만 그 외에도 다른 원인들이 있어야 한다는 것이다.

식도열공탈장(식도열공 헤르니아, Hiatal hernia)

일과성 하부식도괄약근 이완에 의한 위산 역류를 악화시키는 중요한 역할을 하는 것이 바로 식도열공탈장이다. 우리 몸통의 중간 부위

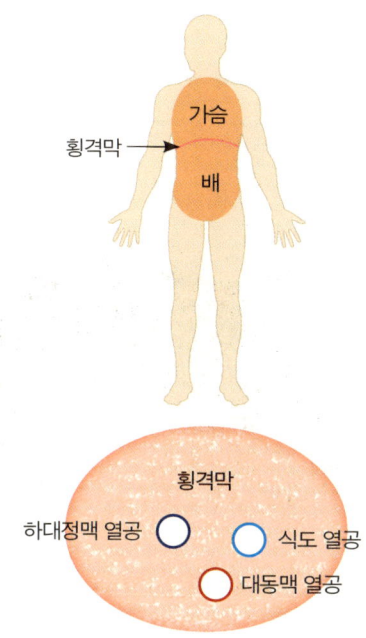

에 수평으로 위치해 있으면서 심장과 폐가 있는 가슴(흉강) 부위와 위와 간 등이 있는 배(복강) 부위를 나누는 것이 횡격막이다.

이 횡격막에는 3개의 구멍(열공)이 있는데 이 구멍으로 각각 하대정맥과 식도와 대동맥이 지나간다. 이 중 식도가 지나가는 구멍을 식도열공이라고 한다. 탈장이란 정상적으로 제 위치에 있어야 할 장기가 어떤 구멍으로 비정상적으로 빠져나와 돌출된 것을 말하는 의학적 용어다. 따라서 식도열공탈장은 횡격막에 있는 식도열공을 통해 비정상적으로 위의 일부가 가슴 쪽으로 빠져나온 것을 말한다.

이러한 식도열공탈장이 동반될 경우 일과성 하부식도괄약근의 이완 때 위산 역류가 훨씬 많이 발생하는 것으로 알려져 있다. 또한 식

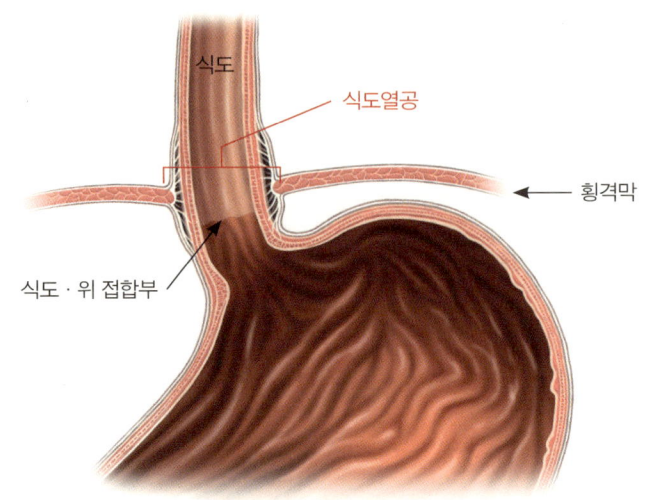

〈그림 15〉 정상 식도의 해부학적 위치

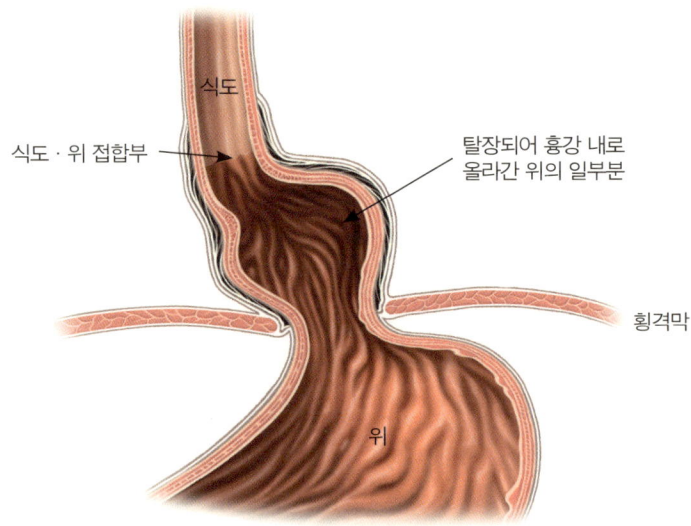

〈그림 16〉 식도열공탈장

도열공탈장이 있는 경우에는 역류된 위산을 빨리 제거할 수 없고 탈장된 공간에서 재역류도 일어날 수 있는 것으로 알려져 있다.

산주머니 Acid pocket

위식도 역류질환 환자들은 식사 후에 증상이 악화되는 경우가 많다. 식후에는 정상적으로 위산이 많이 분비되나 많이 분비된 위산은 음식물과 함께 섞이기 때문에 위 내부 산도$_{pH}$는 위산에 의해 낮아지는 것이 아니라 오히려 높아지게 된다. 그러면 식후에 위 내부의 산도가 높아져 중화가 되는데도 불구하고 오히려 위식도 역류질환의 증상이 악화되는 이유는 무엇일까? 식도와 위 내부의 식후 산도를 검사한 연구들을 보면 식후 위 내부의 산도는 4.7 정도로 높게 나오는 반면 식도의 산도는 1.6으로 낮게 측정이 되었다. '어떻게 위산을 분비하는 위보다 식도의 산도가 낮을 수 있을까'에 대한 해답은 한 연구를 통해 밝혀졌다.

식후에는 〈그림 17〉처럼 위식도 연결부의 약 2센티미터 밑까지 음식물과 섞이지 않고 그 위에 떠 있는 액체 층이 형성된다. 이 액체 층은 식후에 많이 분비된 위산이 모여 만들어진 것으로 이 부위의 산도는 1.6 정도 된다. 이 부위를 '산주머니'라고 하는데 식후 14분이 지나면 만들어지기 시작해서 식후 90분까지 지속될 수 있다고 한다. 이 산주머니에 있는 위산이 식후 식도로 역류되기 때문에 식후 위의 산도는 높아도 식도의 산도는 낮을 수 있는 것이다. 위식도 역류질환 환자들은 정상인들에 비해 산주머니 범위가 더 넓고 이것이 위식도 연결부에 더 가깝게 위치하기 때문에 위산 역류가 더 잘 일어날 수 있

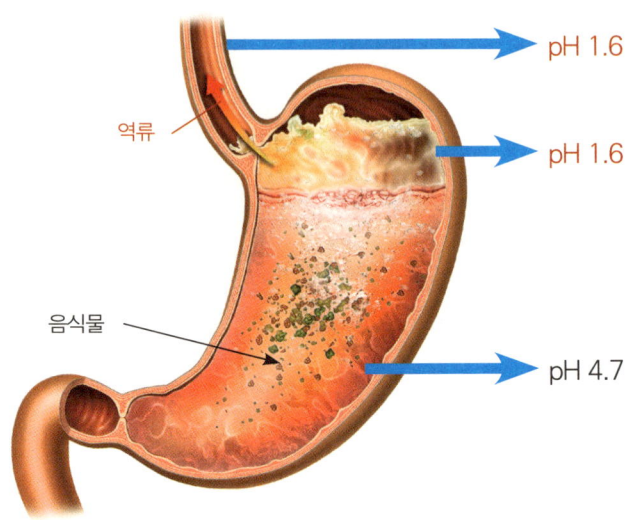

<그림 17> 식후 위와 식도의 산도 변화

는 것으로 알려져 있다.

특히 이 산주머니가 식도열공탈장과 동반되어 횡격막 위에 위치하게 되면 위산 역류가 5배 이상 증가하게 된다. 결론적으로 위식도 역류질환 환자들에게서는 위에서 언급한 일과성 하부식도괄약근 이완, 식도열공탈장, 산주머니 이 세 가지 요인이 따로 따로 독립적으로 작용하는 것이 아니라 서로에게 영향을 주면서 상승작용이 일어나 위산 역류가 훨씬 증가하게 되는 것으로 알려져 있다.

식도 청소능 문제

위산은 위에서 하루 약 2리터 정도가 분비되는데 위산의 산도는 1.5~3.5로 산성이 강하다. 그런데 위 점막은 어떻게 이런 강한 위산 2

리터와 매일 접촉을 하는데도 큰 손상을 받지 않는 것일까? 그것은 위 점막에는 강한 위산을 방어해 자신을 보호할 수 있도록 점막에서 분비되는 점액, 위산을 중화시킬 수 있는 중탄산이온, 상피세포의 방어벽, 점막 혈류 등과 같은 여러 방어기전이 있기 때문이다. 그러나 이와는 반대로 식도 점막에는 이런 방어기전이 없다. 따라서 위산에 오랜 시간 노출이 되면 식도 점막은 자극과 손상을 받을 수밖에 없다.

그러나 식도 내로 위 내용물과 위산이 역류된다 하더라도 그것을 빨리 위로 다시 내려보낸다면 식도 점막이 위산에 오래 노출되지 않기 때문에 식도의 자극이나 손상은 일어나지 않을 것이다. 이렇게 역류된 위산을 다시 위로 내려보내는 식도의 기능을 '식도 청소능'이라고 한다. 역류된 위산이 식도에 오래 남아 있을수록 식도 점막의 손상이 심해질 수 있으므로 역류된 위산을 다시 위로 내려보내는 식도의 청소능은 위식도 역류질환 발생의 중요한 방어인자라 할 수 있다.

식도의 청소능은 우선 식도의 연동운동과 중력에 의한 내림에 좌우된다. 거기에 알칼리성의 타액(침)도 식도에 남아 있는 소량의 산을 중화시킬 수 있기 때문에 식도 청소능에 도움을 준다. 따라서 식도 청소능은 식도운동질환에 의한 식도연동운동의 장애 발생 시나 침 분비를 감소시키는 약제 사용이나 질환 발생 시에 약화된다.

위배출 장애

우리가 삼킨 음식물은 일반적으로 30분에서 3시간 이내에 위에서 십이지장으로 배출된다. 위 안에 있는 음식물을 십이지장으로 내려보내는 것을 위배출이라고 하고 이에 걸리는 시간을 위배출시간이라고 한다. 위배출이 정상보다 지연되면 위가 확장되어 있는 시간이 길어지기 때문에 앞에서 언급한 일과성 식도하부괄약근 이완의 빈도와 시간이 늘어난다. 따라서 위배출 장애 때는 역류의 가능성이 높아지고 식도가 위산에 노출되는 시간이 길어질 수 있다.

위배출 장애는 위의 기능이 떨어지는 기능성 위장장애를 비롯해 재발성 십이지장궤양에 의한 변형 등 여러 질환들에서 발생할 수 있다. 실제로 위식도 역류질환 환자들 중에 위배출능이 저하되면서 소화불량증이 심해진 후 위식도 역류에 의한 증상도 악화되었다고 호소하는 경우를 자주 볼 수 있다. 대략 절반 정도의 위식도 역류질환 환자에게서 위배출능이 저하되어 있다는 연구 결과도 있다.

비만

비만 때는 내장지방이 많아지면서 복압이 증가하게 된다. 증가된 복압과 내장지방에서 분비되는 물질들은 위산 분비를 자극하고 일과성 하부식도괄약근의 이완을 더 많이 발생시키고 식도열공탈장과 같은 해부학적 변화를 일으켜 위산 역류를 증가시킬 수 있는 것으로 생각되고 있다.

실제 미국과 유럽에서 실시된 체질량지수BMI*를 기준으로 과체중 및 비만을 나누고 이에 따른 위식도 역류질환의 유병률을 조사한 연구 결과를 보면 정상인에 비해 과체중일 때 약 1.5배, 비만일 때 약 2배가량 위식도 역류질환의 유병률이 증가하는 것으로 나타났다. 이

---

* 몸무게를 키의 제곱으로 나눈 값.

런 여러 연구결과들을 토대로 위식도 역류질환의 주요 원인으로 비만이 주목받고 있다.

식습관

평소 과식하고 고지방식 습관이 있는 사람들은 역류질환이 발생할 가능성이 높다. 또한 음식을 빨리 먹는 경우에도 역류가 증가할 수 있다. 지방이 많이 함유된 음식은 위의 소화능력을 떨어뜨리고 하부식도괄약근을 느슨하게 한다. 또한 과식을 하면 소화를 위해 위산 분비량이 늘기 때문에 위산의 역류가 더 자주 일어날 가능성이 높아진다.

특히 야식은 음식물이 위 속에 남은 상태에서 잠들게 하기 때문에 증상을 유발 혹은 악화시킬 수 있다. 탄산음료와 커피 등 카페인 음료의 잦은 섭취, 밀가루 음식, 음주, 흡연도 위식도 역류질환을 유발 내지는 악화시킬 수 있는 요소로 추정된다. 결론적으로 3식(야식, 과식, 고지방식)과 3기호식품(음주, 흡연, 커피)은 위산 역류를 잘 일으킬 수 있다.

기타 인자

동일한 상처에도 많이 아파하는 사람과 별로 안 아파하는 사람이 있는 것처럼 똑같은 역류 빈도나 식도 점막의 손상에도 증상을 느끼는 사람과 느끼지 못하는 사람이 있다. 그 이유는 우리 몸에서 느끼는 감각이 사람마다 또한 같은 사람에게서도 시간에 따라 다를 수 있기 때문이다.

우리의 몸 안, 즉 내장에서 느끼는 감각을 '내장감각'이라 한다. 이 내장감각이 과민할 경우 작은 자극에도 불편감이나 통증을 느끼게 된다. 이를 '내장 과민성Visceral hypersensitivity'이라 한다. 스트레스나 수면부족 등은 내장 과민성을 증가시켜 위식도 역류질환의 증상을 악화시킬 수 있다.

위산이 아닌 십이지장 내로 분비된 담즙도 위를 통해 식도로 역류되어 위식도 역류질환을 일으킬 수 있다. 십이지장-위-식도 역류는 위산과 담즙의 합체에 의해 위산 단독일 때보다 심한 식도 손상을 일으킬 수 있다.

위식도 역류질환의 진단

일반적으로 환자가 전형적인 증상인 가슴쓰림(혹은 속쓰림)이나 역류 증상을 보일 때 위식도 역류질환이라 진단할 수 있다. 가벼운 가슴쓰림이 일주일에 2회 이상 혹은 뚜렷한 증상이 일주일에 하루 이상 발생할 때 위식도 역류질환이라 할 수 있다. 이처럼 위식도 역류질환은 가슴쓰림과 역류 등 전형적인 증상이 있을 경우는 증상만으로 쉽게 진단할 수 있으나 환자에 따라 매우 다양한 증상을 나타내기 때문에 진단이 항상 쉽지만은 않다.

또한 같은 증상이라고 해도 환자마다 이를 표현하는 방식이나 쓰는 단어들이 판이하게 다른 경우가 많다. 특히 위식도 역류질환의 가장 흔한 증상인 가슴쓰림은 일상에서 자주 써왔던 단어가 아니다. 그러다 보니 환자들은 가슴 뒤가 맵다, 쓰리다, 타는 것 같다, 화끈거린다, 아린 것 같다, 속을 파내는 것 같다 등등으로 매우 다양하게 표현

한다. 우리나라에서는 각 지방마다 사투리가 있고 속쓰림에 대한 표현도 매우 다양해 환자들이 호소하는 증상을 정확히 파악하기가 어려울 때도 있다.

　이처럼 전형적인 증상을 가진 환자라도 표현 방식에 따라 이를 파악하기 힘들 때도 있고 증상만으로는 비슷한 증상을 보이는 다른 질환과 감별이 어려울 때도 있다. 따라서 증상 외에 좀 더 객관적으로 위식도 역류질환을 정확히 진단하기 위한 많은 검사법들이 시도되어 왔다. 위식도 역류질환의 진단과 감별에 사용되는 검사법에는 PPI(양성자펌프억제제) 검사, 위내시경, 24시간 보행성 식도산도검사, 임피던스 산도검사, 식도내압검사 등이 있는데 각각의 검사들을 간략히 소개하면 다음과 같다.

PPI(양성자펌프억제제, Proton pump inhibitor) 검사

　약자로 PPI로 표시하는 양성자펌프억제제는 위산의 분비를 강력히 억제하는 약으로 위식도 역류질환이나 위궤양 또는 십이지장궤양의 치료에 사용하는 매우 효과적인 약제다. PPI 검사는 위식도 역류질환이 의심되는 증상을 가진 환자에게 치료약제인 PPI를 하루 2번 투여한 후 증상이 호전되는지 여부에 따라 위식도 역류질환을 거꾸로 진단하는 검사법이다. 즉 PPI를 1~2주간 투여한 후 증상이 호전되는 반응을 보이면 위식도 역류질환, 증상이 호전되지 않으면 위식도 역류질환이 아니라고 진단하는 것이다.

　이 검사의 장점은 간편하게 실시가 가능하다는 것이고 가장 큰 단점 중 하나는 PPI에 반응하는 다른 질환과 감별할 수 없다는 것이다. 즉 위궤양, 십이지장궤양, 심지어 위암 등 위식도 역류질환과 비슷한 증상을 보일 수 있는 다른 질환에서도 PPI에 반응해서 증상이 호전될 수 있다는 것이다. 그렇기 때문에 서양에 비해 이런 질환이 상대적으로 많은 우리나라에서는 PPI 검사의 유용성이 상대적으로 떨어진다.

위내시경

내시경을 통해 환자의 식도 점막을 직접 관찰해 미란이나 궤양(피부로 치면 까진 것과 같은 상처) 등을 보이는 역류성 식도염과 바렛식도를 진단하는 검사법이다. 장점은 위식도 역류질환과 비슷한 증상을 보이는 위궤양이나 위암 등과 감별을 할 수 있다는 것이고 단점은 비미란성 역류질환 환자에게서는 내시경 검사에서 정상으로 관찰된다는 것이다. 그러나 이런 단점에도 불구하고 내시경 검사는 서구에 비해 상대적으로 위암이나 궤양이 많은 우리나라에선 이들 질환과의 감별과 식도 점막의 손상 및 합병증 유무를 확인하기 위해서 위식도 역류질환이 의심되는 환자에서 일차적으로 권고되는 검사이다.

보행성 식도 산도검사

산도$_{pH}$를 측정할 수 있는 특수 기구를 식도에 위치시켜서 24시간 동안 식도의 산도를 측정해서 위산이 역류되는 횟수와 시간을 측정하는 검사다. 산도를 측정할 수 있는 특수 기구에는 두 종류가 있는데 하나는 가느다란 전선 모양으로 된 기구로 코를 통해 집어넣어 식도에 위치시키고 다른 하나는 무선으로 작용하는 캡슐 모양의 기구

Bravo, 캡슐로 내시경을 통해 식도에 부착시킨다.

　브라보 캡슐을 사용하는 브라보 식도 산도검사는 48시간 이상 식도의 산도를 측정할 수 있다. 이 검사의 장점은 역류 정도와 역류와 증상 간의 연관성을 분석할 수 있다는 것이고 단점은 시행하기가 번거롭고 검사 동안 환자가 불편감을 느낄 수 있다는 점이다. 이 검사는 위식도 역류질환에 의한 증상이 의심되나 내시경 검사에서 이상소견이 없고 PPI 치료에도 반응하지 않는 환자들의 진단에 도움을 줄 수 있다.

임피던스 산도검사

　임피던스 검사는 식도 하부에 위치시켜놓은 전극 사이를 통과하는 물질의 전류에 대한 임피던스(저항)의 변화를 측정해 역류 여부뿐만 아니라 역류되는 물질이 액체인지 가스인지를 구별할 수 있는 검사법이다. 여기에 산도를 측정할 수 있는 'pH 전극'을 붙인 것이 임피던스 산도검사다. 따라서 임피던스 산도검사는 식도로 역류된 물질이 기체인지 액체인지 산성인지 비산성인지를 구별할 수 있기 때문에 가스나 담즙 등의 비산성 물질의 역류를 확인할 때 도움을 주는 검사다.

　PPI 치료에 반응하지 않고 내시경 검사 결과 식도 점막에 이상 없이 전형적인 증상을 호소하는 환자에게서 치료에 반응하지 않는 이유를 찾아낼 때 유용한 검사이나 이 검사 결과에서 양성이 나온 경우에 사용할 수 있는 약제가 마땅치 않다는 문제점이 있다.

식도내압검사 Esophageal manometry

　식도내압검사는 식도 내부의 압력을 측정해서 비정상적인 식도 연동운동과 하부식도괄약근의 압력변화를 확인해 식도운동질환을 진단할 수 있는 검사법이다.

이런 여러 검사 중 위내시경 검사결과에 따라 위식도 역류질환을 다음과 같이 크게 3군으로 분류할 수가 있다. 위내시경 검사를 통해 식도 점막에 궤양이나 미란이 관찰되면 역류성 식도염 혹은 미란성 식도염이라 하고, 식도의 점막이 위의 점막과 비슷하게 변하는 이상소견이 관찰되면 바렛식도라 하며, 위식도 역류질환의 증상은 있지만 식도 점막에 이상이 없는 경우에는 비미란성 역류질환NERD, Non Erosive Reflux Disorder이라 분류한다.

위식도 역류질환 환자 중 내시경에서 뚜렷한 미란이나 궤양이 관찰되는 역류성 식도염 환자의 비율은 얼마나 될까?

〈그림 18〉과 같이 뚜렷한 위식도 역류에 의한 증상이 있는 환자에게 내시경 검사를 시행했을 때 전형적인 미란(염증) 소견을 보이는 경우는 전체 환자의 20~30%에 불과하다. 위산이 역류되어 속이 화끈거리거나 쓰린 것과 같은 전형적인 증상이 있는데도 내시경 검사에서 특별한 이상소견이 없는 비미란성 역류질환이 위식도 역류질환의 가장 많은 부분인 60~70%를 차지한다. 위산 역류에 의해 속쓰림이 심한 환자라도 내시경 검사에서 아무 이상이 없는 정상으로 보이는 경우가 더 많은 이유가 이 때문이다.

그런데 훨씬 빈도가 높은 위식도 역류질환이나 비미란성 역류질환보다 역류성 식도염이 일반인들에게 더 잘 알려진 이유는 무엇일까?

위에서 적은 것처럼 위식도 역류질환이나 비미란성 역류질환은 개념을 설명하기가 어렵다. 반면 역류성 식도염은 내시경 검사에서 뚜렷이

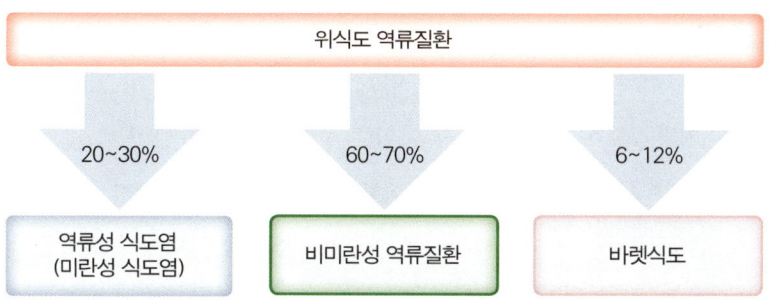

〈그림 18〉 위식도 역류질환의 분류와 상대적 비율

관찰되는 이상소견이 있기 때문에 환자에게 설명하기가 쉬워서 훨씬 많이 사용하기 때문이다. 그래서 빈도 면에서는 적지만 환자에게 이해시키기 좋고 또한 치료에 특별한 차이가 없는 역류성 식도염이라는 말이 위식도 역류질환이나 비미란성 역류질환보다 많이 사용되었다.

결론적으로 위식도 역류질환은 역류로 인해 발생되는 여러 증상이나 합병증을 모두 포함하는 포괄적인 이름이고 역류성 식도염은 위식도 역류질환 중 식도에 미란이나 궤양이 발생한 경우에만 국한되어 사용되는 말이다. 즉 역류성 식도염은 위식도 역류질환에 포함되는 위식도 역류질환의 한 형태다.

그렇다면 역류성 식도염은 내시경 검사에서 어떻게 나타날까? 현재 가장 많이 쓰이는 역류성 식도염의 내시경 분류법은 1999년 만들어진 로스앤젤레스 분류다. 로스앤젤레스 분류에서는 〈그림 19〉와 같이 점막결손mucosal break이라 불리는 주위와 뚜렷이 구분되면서 점막이 빨갛게 변하는 발적이나 미란 또는 궤양 정도와 식도에 흉터가 생기면서 좁아지는 협착 여부에 따라 4단계(A, B, C, D)로 역류성 식도염을 구분한다.

앞에서 언급한 검사법 등을 이용해서 위식도 역류질환을 〈그림 20〉과 같이 진단하고 분류할 수 있다. 즉 가슴쓰림 등의 증상으로 위식도 역류질환이 의심되는 경우 위내시경 검사를 통해 역류성 식도염이나 바렛식도가 관찰되면 위식도 역류질환으로 진단할 수 있다. 그리고 위내시경 검사에서 특이한 소견은 보이지 않았으나 PPI 검사에 반응을 보이거나 식도산도 또는 임피던스 산도검사에서 이상소견이 나타나면 위식도 역류질환의 한 형태인 비미란성 역류질환으로 진단할 수 있다.

 <u>**위식도 역류질환**</u>의 증상

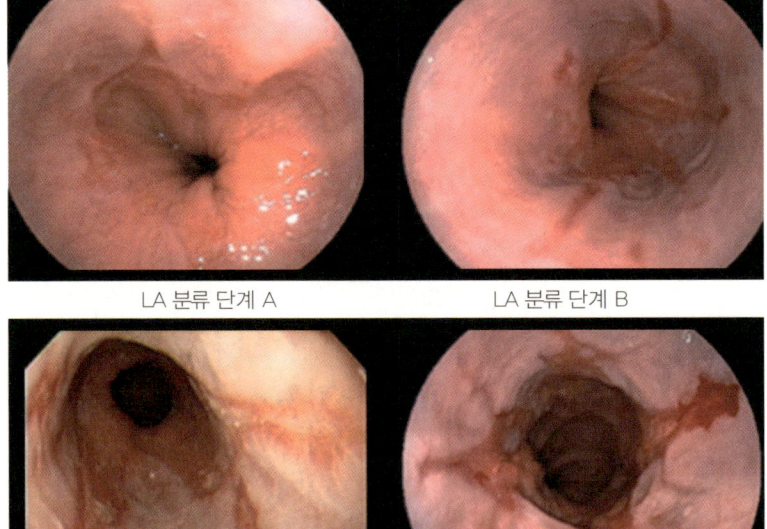

LA 분류 단계 A　　　　　LA 분류 단계 B

LA 분류 단계 C　　　　　LA 분류 단계 D

〈그림 19〉 역류성 식도염의 내시경 소견

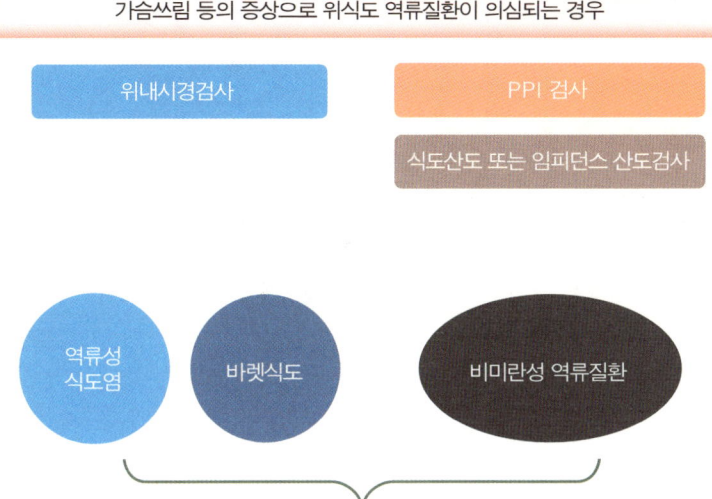

<그림 20> 위식도 역류질환의 진단과 분류

다음은 우리가 어렸을 때 여러 번 보았을 불을 뿜는 용 그림이다. 나는 불을 뿜는 용 그림을 볼 때마다 위식도 역류질환이 떠오른다. 왜냐하면 위식도 역류질환의 대표적인 증상이 영어로는 '하트번heart-burn'이라 표현되는 가슴쓰림과 역류인데 '하트번'은 보다 정확히는 가슴 뒤가 타는 듯한 느낌이 들면서 쓰린 증상이어서 환자들의 증상을 듣다 보면 불 뿜는 용이 자연스럽게 연상이 되기 때문이다.

위식도 역류질환의 가장 중요한 증상인 가슴쓰림과 역류에 대해서 좀 더 자세히 살펴보자.

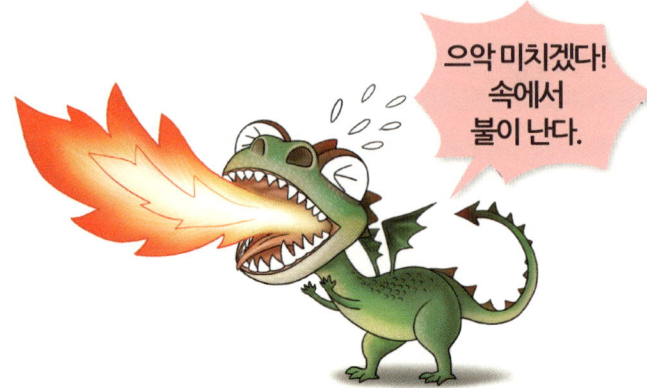

가슴쓰림

"오래전부터 이따금 명치끝 부위에서 타는 듯한 통증이 있다." "육식을 과하게 하거나 맥주를 마시면 잘 생기고 스트레스를 받으면 심해진다." "약국에서 제산제를 구해서 먹으면 그때뿐이다." "최근에는 잠자다 아파서 깨게 되고 신물도 입으로 자주 넘어온다." "명치 아래 고춧가루를 뿌려놓은 것 같다."

이와 같은 증상으로 표현되는 가슴쓰림은 위식도 역류질환의 대표적인 증상 중 하나이다. 내시경 검사상 역류성 식도염이 확인되면 쉽게 진단이 가능하지만 사실 위산의 역류로 인한 위식도 역류성 질환은 대부분 염증소견 없이도 가슴쓰림을 유발시킬 수 있어 진단에 애를 먹는 경우가 많다. 가슴쓰림 또는 가슴앓이는 영어로 'pyrosis'라고도 한다. 어원을 따지면 그리스어인 'pyr'은 불fire을 의미하는 것으로 우리네 어르신들이 말씀하시는 화병을 연상하게 된다. 이러한 가슴앓이는 위산의 식도역류 때문에 발생하는 위식도 역류질환의 특징적인 소견으로 증상만으로도 진단에 큰 도움이 될 수 있다.

자세히 증세를 들어보면 가슴이 타는 듯이 아리거나 뻐근하고 조이는 통증을 호소하며 통증은 명치 부위에서 시작해 가슴 쪽으로 진행된다. 간혹 목, 턱, 어깨나 팔로 통증이 이동하며 등 쪽이 아프다는 표현들을 하기도 한다. 대부분 음식을 먹거나 누우면 심해지고 취침 직후 증상이 잘 발생한다. 제산제를 복용하면 수분 내 통증이 사라지지만 곧 재발하는 경향을 보이며 역류성 식도염이 심할 때는 제산제도 거의 효과가 없을 수 있다.

이러한 가슴쓰림은 심장, 담낭, 위장 등에서 발생하는 통증과 감별을 필요로 하는데 필요한 경우 심전도나 초음파 검사 등을 해보아야 한다. 여성인 경우는 대부분 임신 시 경험하게 되는 가슴쓰림을 생각하면 쉽게 이해할 수 있다.

역류

"생목 오른다." "신물 오른다." "몸을 구부릴 때나 기침 또는 트림과 동반해서 위 내용물이 입안으로 넘어온다."고 주로 호소하는 역류란, 구역질이나 메스꺼움이 선행되지 않고 위 내용물이 입으로 되새김되어 올라오는 증상으로 구역질을 동반하는 구토와는 구분된다.

위식도 역류질환은 가슴쓰림과 역류와 같은 전형적인 증상 외에 목 부위 이물감, 기침, 목소리 쉼, 신물, 흉통, 가슴답답, 입냄새, 속쓰림 등 매우 다양한 증상을 나타낼 수 있다. 그러나 이러한 증상들을 표현하는 방법들은 사람마다 매우 다양해서 때로는 파악하기가 힘들 때도 있다. 각각의 증상들에 대해 진료실에서 사람들이 많이 쓰는 표현들을 아래 표에 정리해보았다.

증상	환자들이 많이 쓰는 표현들
인두 이물감	목 부위가 답답하다. 무엇인가 끼어 있는 것 같다. 가래가 끼어 있는데 뱉으려고 해도 나오지를 않는다. 항상 목이 부어 있는 것 같다. 목이 조이는 듯한 느낌이 반복된다. 목이 컬컬하고 간질간질하다.
가슴쓰림	가슴 뒤가 타는 듯한 느낌이 든다. 화끈거린다. 가슴 뒤가 매운 것이 고춧가루를 뿌려놓은 것 같다. 가슴이 아린다. 쓰리면서 화한 느낌이 든다. 가슴 뒤가 뜨겁다.
가슴답답	가슴이 막히는 느낌이 든다. 숨이 차다. 숨이 막히고 갑갑하다. 가슴이 답답해 한숨을 반복적으로 쉬어야 된다.
속쓰림	속이 헛헛하다. 밥을 먹은 지 얼마 안 되었는데 금방 배고프다.
역류, 신물	생목 오른다. 위액이 넘어온다. 음식물이 거꾸로 넘어온다. 뜨거운 것이 올라오는 느낌이 든다. 입이 쓰고 맵다.

위식도 역류성 질환의 합병증으로 역류성 식도염이 진행해 식도가 부분적으로 좁아지는 식도협착이 발생될 수 있다. 이런 경우 음식물 삼키는 데 장애가 동반된다.

위식도 역류질환의 치료 및 관리

병의 치료에 있어 그 병의 전반적인 경과를 아는 것은 의사뿐만 아니라 환자에게도 매우 유익하다. 특히 환자의 적극적인 참여가 필요한 병은 더할 나위가 없다. 이러한 면에서 위식도 역류질환의 치료에 있어 우선 우리가 알아야 할 중요한 점은 위식도 역류질환은 만성병이라는 것이다. 즉 위식도 역류질환은 일정기간 약을 먹으면 완전히 치료가 되어 다시는 약을 먹을 필요가 없는 병이 아니라 만성적으로 증상의 악화와 호전을 반복할 수 있는 병이라는 것이다. 그 이유는 위산이 우리 몸에서 약 2리터씩 매일 평생 동안 분비되므로 위식도 역류질환의 원인인 위산 역류 또한 평생에 걸쳐 반복적으로 발생할 수 있기 때문이다.

위식도 역류질환이 만성병이라고 이야기하면 일부 환자들은 불치병이나 난치병을 떠올리면서 매우 걱정스러운 표정을 짓는 경우가 있

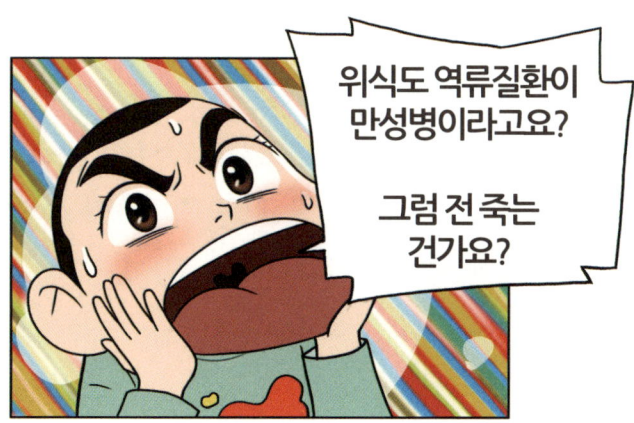

다. 하지만 만성병의 대표적인 예인 고혈압을 불치병이나 난치병이라 부르지 않는 것처럼 위식도 역류질환 또한 증상이 반복될 수 있어 지속적인 관리가 필요하다는 면에서 만성병이라고 하는 것이지 불치병은 아니다.

위식도 역류질환의 치료 목표는 속쓰림 등 위산 역류에 의한 증상을 개선시키고 식도염을 치유시켜 합병증을 예방하고 일상생활에 지장이 없게 하는 것이다. 만성적인 위산 역류로 심한 역류성 식도염이 발생되었거나 식도협착 등의 합병증이 온 경우는 지속적인 약물치료가 필요한 경우가 많다. 그러나 내시경 검사에서 경도의 역류성 식도염이 관찰되나 증상이 없는 경우는 뚜렷이 결론이 나 있지는 않으나 대체로 약물치료가 필요 없다.

위식도 역류질환의 증상이 재발하는 횟수나 강도는 매일매일 증상이 심하게 있는 경우부터 수개월에 한 번 있을까 말까 하는 정도까지 개개인마다 편차가 심하다. 따라서 약물치료 또한 역류성 식도염의 정도와 합병증 여부와 개개인의 증상 정도와 횟수에 따라 매일매일 약물을 복용해야 하는 경우부터 증상이 있을 때만 잠깐 동안 약을 복용해야 하는 경우까지 다양하다.

위식도 역류질환의 치료는 아래와 같은 세 가지 방법으로 나눌 수 있다. 첫째, 약물치료. 둘째, 수술 및 내시경 치료. 셋째, 생활치료이다. 각각의 치료에 대해 좀 더 자세히 알아보자.

약물치료

위식도 역류질환 치료에 사용되는 가장 기본적인 약제는 위산분

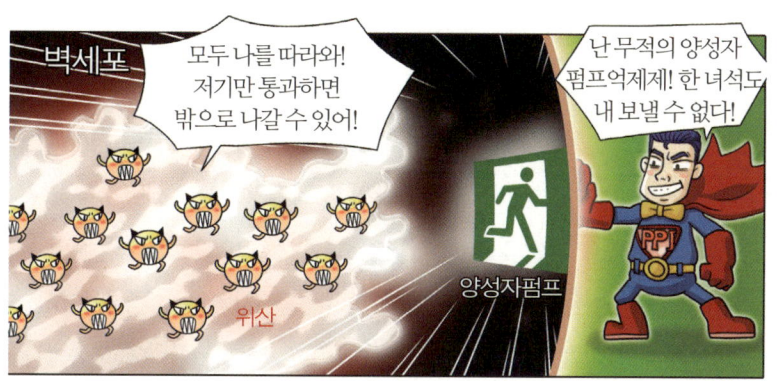

위산 분비 억제제인 양성자 펌프억제제의 작용 기전

비억제제인데 그중 대표적인 것이 양성자펌프억제제PPI, proton pump inhibitor다. 위의 벽세포parietal cell 안에서 만들어진 위산은 벽세포의 세포막에 있는 양성자펌프라는 통로를 통과해야만 위 내부로 분비되어 나갈 수 있다. 즉 양성자펌프는 위산이 벽세포라는 닫힌 공간에서 탈출하기 위한 마지막 비상구에 해당하는 셈이다.

양성자펌프억제제는 위산분비의 마지막 비상구인 이 양성자펌프를 억제해서 위산분비를 강력히 억제하는 약이다. 양성자펌프는 오랜 시간 금식하고 나서 먹는 첫 식사 후에 가장 활성화된다. 양성자펌프억제제는 이렇게 활성화된 양성자펌프만 억제할 수 있으므로 아침 식전에 약을 먹는 것이 가장 좋다. 최근에는 식사 후에 복용해도 되는 양성자펌프억제제도 나왔다. 하지만 만약 식사를 안 하고 빈속에 약만 복용하면 양성자펌프억제제의 위산 분비 억제효과는 매우 떨어지게 된다.

즉 양성자펌프억제제의 약효를 제대로 얻기 위해서는 식사를 꼭

해야 한다. 만약 아침식사를 안 하는 사람은 점심식사 전이나 아무 때든 그날의 첫 식사 전에 약을 먹는 것이 좋다. 일반적으로 양성자 펌프억제제는 두통, 피부발진, 설사와 같은 부작용 증상이 경미하게 나타날 수 있으나 약을 중단할 정도의 부작용이 나타나는 경우는 드물다. 장기적으로 사용하면 만성적인 위산분비의 감소로 인해 위 내에서의 살균작용이 감소해 장염이 자주 발생하거나 칼슘과 비타민 B_{12}의 흡수가 저해되어 골다공증을 유발하거나 악화시킬 수도 있는 것으로 알려져 있다.

현재 사용되는 양성자펌프억제제로는 오메프라졸Omeprazole, 란소프라졸Lansoprazole, 판토프라졸Pantoprazole, 에소메프라졸Esomeprazole, 라베프라졸Rabeprazole의 다섯 종류가 있다. 이들 양성자펌프억제제 간 약효는 큰 차이를 보이지 않는 것으로 알려져 있다.

또 다른 계통의 위산분비억제제인 히스타민 수용체 길항제H2 blocker는 위산분비에 관여하는 수용체인 히스타민 수용체에 작용해 위산분비를 빠르게 억제한다. 그러나 장기적으로 사용할 경우는 내성에 의해 위산분비억제 효과가 낮아진다.

속쓰림이 생기면 처방전 없이 쉽게 구할 수 있어 일반적으로 많이 복용하는 현탁액인 제산제는 위산을 중화해 위산에 의한 자극을 줄임으로써 증상을 개선시킨다. 급성으로 생긴 속쓰림을 빠르게 해소하는 데 도움을 줄 수 있으나 제산제는 근본적으로는 위산의 분비를 억제할 수 없으므로 증상을 개선시키는 효과는 크지 않다.

위식도 역류질환은 증상 개선을 위해 장기적으로 위산을 강력하게 억제해야 하는 경우가 많아 위산분비억제제나 중화제 중 히스타민 수용체 길항제나 제산제는 양성자펌프억제제에 비해 치료 효과가 훨씬 떨어진다.

위장관운동촉진제는 위와 식도운동을 촉진시켜 식도의 청소능을 증가시키고 위배출능을 향상시켜 위식도 역류질환의 치료에 일부 도움을 줄 수 있는 것으로 알려져 있다. 점막보호제는 이론적으로는 역류성 식도염 치료에 도움을 줄 수 있으나 사람을 대상으로 한 임상연구가 많지 않은 탓에 다른 약제를 사용해도 증상이 좋아지지 않으면 추가로 투약해볼 수 있다. 위식도 역류질환의 치료에는 그 외에도 일과성 식도하부괄약근 이완을 줄여 역류를 줄이는 약제와 산주머니와 반응해서 산주머니를 하강시켜 역류를 방지하는 약물과 과민해진 식도의 감각능을 조절하는 약물들이 사용될 수 있다.

그러나 이런 약제들은 어디까지나 강력한 위산분비억제제인 양성자펌프억제제에 보조적으로 사용해서 일부 도움을 받을 수 있는 약제들이지 단독으로는 위식도 역류질환 치료에 큰 효과를 보이지 않는다.

수술 및 내시경 치료

수술적 치료는 하부식도괄약근을 복원해 위산 역류를 막는 것을 목표로 주로 복강경을 통해 시행된다. 이러한 항역류 수술은 부작용으로 양성자펌프억제제를 복용할 수 없거나 최대 용량을 사용해도 증상이 지속되거나 역류로 인한 식도협착, 흡입성 폐렴이 반복되는 경우나 식도주위 탈장과 같은 해부학적 구조 이상이 심한 경우 고려해볼 수 있다. 최근에는 내시경을 통해 특수 기구를 이용한 항역류 치료도 시도되고 있다.

생활치료

생활습관 개선만으로 위식도 역류질환을 치료할 수는 없지만 일부 환자에게서는 증상 조절에 많은 도움을 줄 수 있다. 위식도 역류질환에서 주의해야 할 식습관과 음식들은 아래와 같다.

- 폭식이나 과식을 피한다(급하게 먹는 것도 일종의 과식이다).
- 밤늦게 음식을 먹지 않는다. 잠자리에 들기 적어도 3시간 이전에는 음식을 먹지 않는다.
- 식사를 한 후 바로 눕거나 몸을 구부리지 않는다.
- 식사 후 3시간 이내에는 달리기나 수영 등의 심한 운동을 피한다(식사 후 위 내에 음식물이 있는 상태에서 뛰거나 엎드려 하는 수영을 하면 역류가 증가한다).
- 술, 담배를 피한다.
- 체중을 줄인다(체중이 증가되어 복부 비만이 심해지면 복압이 증가되어 역류가 증가한다).

위식도 역류질환의 증상을 악화시킬 수 있는 음식	
지방이 많은 음식	삼겹살, 베이컨, 햄, 초콜릿, 마가린, 버터, 치즈, 아이스크림
고기류	튀긴 통닭, 핫도그, 소시지
과일류	오렌지, 포도, 파인애플, 레몬
음료수류 (카페인 음료, 술, 유제품)	술, 커피, 홍차, 탄산음료, 우유, 신 과일 주스, 토마토 주스, 야채 주스
채소	토마토, 생양파

감자 및 튀긴 과자류	고구마, 튀긴 감자, 포테이토 칩, 옥수수 칩, 버터 쿠키
지방을 많이 함유한 빵과 밀가루 음식(면류)	피자, 파전, 라면, 떡, 스파게티, 빵, 햄버거, 시리얼, 짜장면, 짬뽕
맵거나 자극적인 성분의 재료나 소스	식초, 마늘, 토마토 소스, 칠리 소스

위의 표에 나온 음식을 모두 아예 먹지 말라는 것은 아니다. 위에서 언급한 식습관과 음식들은 위산 역류를 증가시켜 증상을 악화시킬 수 있으나 개개인에 따라 증상이 악화되는 정도는 다를 수 있다. 따라서 음식물의 섭취와 증상 악화가 큰 연관이 없다면 밤늦게 먹지 않고 과식하지 않는 범위에서 위의 음식들을 먹어도 된다. 그러나 위에서 언급한 음식들, 이를테면 커피를 한 잔만 먹어도 매번 속쓰림 등의 증상이 온다면 커피를 마시지 말아야 한다. 이러한 식습관 이외에 잘 때 높은 베개를 베어 머리를 위장의 위치보다 높게 두는 것도 잠자는 동안 위산 역류를 줄임으로써 증상완화에 도움을 줄 수 있다.

실제 외래에서 보면 위식도 역류질환 환자들 중 저녁에 소식하고 음주, 흡연, 커피와 탄산음료 등을 줄이는 것만으로도 증상 발생이 많이 줄어드는 경우를 흔히 볼 수 있다. 이처럼 생활습관 개선의 주된 역할은 약물치료 후 증상이 소실된 환자에게서 재발을 방지하는 데 있다.

위에서 언급한 여러 생활 치료에서 과체중이나 비만한 환자들이 가장 중점을 두어야 하는 것은 몸무게를 줄이는 것이다. 위식도 역류질환을 일으키는 주원인으로 주목받고 있는 비만 특히 복부비만이 심해지면 기타 생활 습관을 잘 조절한다 해도 위식도 역류가 악화될 수밖에 없기 때문이다.

FAQ : 이것이 궁금해요

Q 역류성 식도염의 증상에는 어떤 것들이 있나요?

A 역류성 식도염의 증상은 다양하며 같은 증상이라도 환자에 따라 다르게 표현되는 경우가 많습니다. 흉통, 목 이물감, 삼킴 곤란, 인후통, 쉰 목소리, 속쓰림, 명치 부위 불편감 등을 호소하기도 하지만, 역류성 식도염의 대표적인 증상은 가슴쓰림과 산 역류입니다.

가슴쓰림은 심장이 탄다는 뜻으로 오목 가슴뼈 뒤나 명치 부위에서 가슴이 타는 듯이 느껴지는 것으로 목으로 증상이 전파되기도 합니다. 보통 식후 30분~2시간 내에 나타나며 눕거나 몸을 앞으로 구부리면 증상이 생기거나 심해집니다. 역류 증상은 위액 등 위 내용물이 목이나 입으로 거꾸로 올라오면서 시거나 쓴맛을 느끼는 것을 말합니다. 생목이 오른다고 표현하기도 합니다.

Q 목에 가래가 낀 것 같은 이물감이 있어 동네 이비인후과에서 치료를 받는데 잘 낫지 않아요.

A 목에 이물감을 호소하는 경우, 신경 쓰고 스트레스 많고 예민하고 민감하고 꼼꼼한 성격의 사람에게서 특별한 병 없이 나타나는 경우가 많습니다. 그 외에 편도와 인후부에 염증이 있어서 나타나거나 심한 경우 드물지만 악성질환 때문에 나타날 수도 있습니다. 따라서 증상이 오래 가거나 걱정이 되는 경우 위내시경 검사나 초음파 검사 등을 시행해보는 것이 좋습니다.

특히 후두부의 염증으로 이비인후과에서 진료 후 투약해도 호전되지 않아 내과를 찾은 많은 환자 중에는 위식도 역류로 인한 후두염이 원인인 경우가 많습니다. 위산이 역류해 후두부에 염증을 유발하고 이로 인해 이물감을 느끼는 것이라 역류성 식도염에 준해서 식생활습관을 개선하고 투약을 하면 호전되는 경우가 많습니다.

Q 위식도 역류질환이 있을 시 피해야 하거나 도움이 되는 식생활 습관으로는 무엇이 있나요?

A 음식의 양과 종류와 식사시간대와 식후 자세에 따라 위산 역류가 증가할 수 있습니다. 아래와 같은 식습관은 역류를 증가시킬 수 있으므로 피하는 것이 좋습니다.

음식의 양과 먹는 습관	과식, 폭식 또는 급하게 먹는 것.
음식물의 종류	기름진 음식, 밀가루(빵,피자, 면류,라면, 짜짱면 등), 술, 커피 등.
음식 먹는 시간대	잠자리에 들기 3시간 전에 먹는 야식.
식후 자세	먹고 바로 눕거나 구부리거나 엎드리는 자세.

Q 역류성 식도염이 오래되면 식도암으로 진행하나요?

A 가능성은 있지만 확률이 낮으므로 일반적으로는 걱정할 필요가 없습니다. 비행기를 타다가 사고가 날 수는 있지만 확률이 매우 낮아 걱정 안 하는 것과 같습니다. 다만 역류성 식도염이 심하거나 바렛식도가 동반된 경우는 정상인에 비해 식도암이 생길 확

률이 증가하므로 정기적인 내시경 검사가 필요합니다.

식도암은 크게 편평상피세포암과 선암으로 구분됩니다. 이 중 식도선암은 만성적인 위산 역류가 중요한 원인으로 추정되고 있습니다. 우리나라의 경우 식도암의 대부분을 편평상피세포암이 차지하고 있으나 서양에서는 선암의 비율이 50% 이상을 차지하며 빠른 추세로 증가하고 있습니다. 그 이유는 서양에서는 식도선암의 원인으로 추정되는 역류성 식도염과 비만의 비율이 높기 때문이라고 추측되고 있습니다.

우리나라에서는 아직까지 식도선암의 비율이 매우 낮은 편이나 역류성 식도염과 비만의 유병률이 급격히 증가하고 있기 때문에 향후에는 우리나라에서도 역류성 식도염과 관련된 식도선암이 식도암의 주요한 암이 될 가능성을 배제할 수는 없습니다. 식도선암의 전구 병변은 역류성 식도염에 의한 바렛식도인데, 바렛식도에서 암 발생률은 대략 1년에 0.5%로 정상인에 비해 30~100배 위험성이 증가한다고 알려져 있습니다.

Q 역류성 식도염은 완치되나요?

A 완치란 약을 어느 정도 먹은 후에는 질병이 다 나아 더 이상 치료가 필요 없는 경우를 말합니다. 이러한 관점에서 보면 역류성 식도염은 일정 기간 약물치료로 완치가 되는 병은 아닙니다. 사실 역류성 식도염은 일생 동안 증상이 악화와 호전을 반복할 수 있는 만성질환입니다.

역류성 식도염의 증상은 식생활습관의 개선과 적절한 투약으로 호전될 수 있지만, 감기가 다 나았다가 또 걸리는 것처럼 역류성 식도염도 좋지 않은 식생활습관이 또 반복되다 보면 재발해 증상이 다시 나타나는 것입니다. 따라서 역류성 식도염은 증상 완화를 위해 꾸준히 식생활습관을 관리하고 때에 따라 적절한 투약이 필요한 질환입니다.

Q 위산과다가 위식도 역류질환의 중요한 원인인가요?

A 일반인들이 흔히 쓰는 '위산과다' 즉 위산이 과다하게 생성되어 분비되는 것이 위식도 역류질환의 원인은 아닙니다. 왜냐하면 위식도 역류질환 환자에게서 위산 분비는 정상인과 다르지 않기 때문입니다. 위식도 역류질환은 이름처럼 위산분비가 많은 것이 아니라 위산의 역류가 많아 증상이 발생하는 질환입니다.

Q 위산이 역류되었을 때 어떤 환자는 역류성 식도염이 되고 어떤 환자는 바렛식도가 되고 또 다른 환자는 비미란성 역류질환이 되는 이유는 무엇인가요?

A 과거에는 만성적으로 위산 역류가 지속되면서 다음 그림처럼 정상 식도가 점차 변해가면서 비미란성 식도염을 거쳐 역류성 식도염, 바렛식도, 식도선암으로 진행하는 것으로 생각했습니다. 즉 햇빛을 많이 받을수록 피부색이 점점 검게 변하는 것처럼 위산 역류가 심하고 오래될수록 바렛식도나 식도선암으로 변해갈 것으로 생각한 것입니다.

그러나 여러 연구들을 통해 비미란성 식도염, 역류성 식도염, 바

과거 개념

위산 역류

정상 → 비미란성 식도염 → 역류성 식도염 → 바렛식도 → 식도선암

렛식도에서 위산 역류 정도는 큰 차이를 보이지 않았고 비미란성 식도염에서 역류성 식도염으로 변해가거나 역류성 식도염에서 바렛식도로 변하는 경우가 드문 것으로 알려지면서 과거에 생각했던 개념이 현재는 바뀌었습니다. 지금은 흑인이 황인이나 백인이 햇빛을 많이 쬐서 변한 것이 아니라 유전적인 요인에 의해서 이미 결정된 것처럼 각자의 유전적인 요인에 의해서 비슷한 위산 역류 상황에서 일부는 비미란성 식도염이 되고 일부는 역류성 식도염이 되며 또 일부는 바렛식도로 변해가는 것으로 추정하고 있습니다.

현재 개념

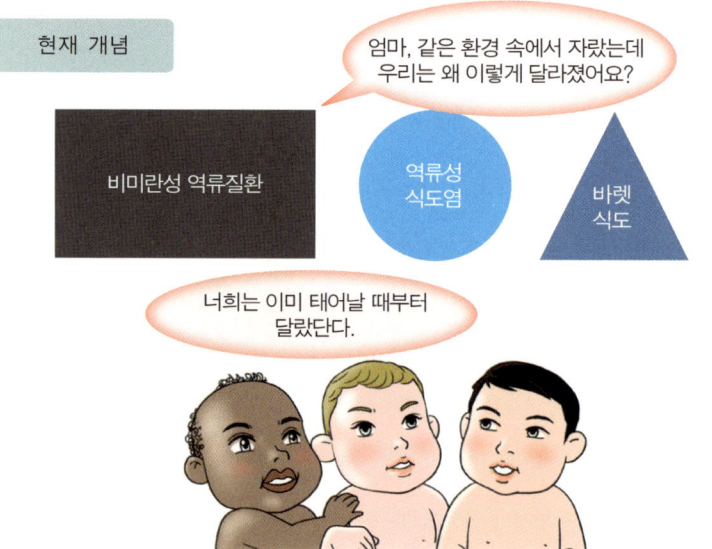

Q 전 가슴 뒤가 타는 것 같으면서 쓰리고 신물이 자주 넘어와 고통스럽습니다. 그런데 내시경 검사에서는 식도에 아무 이상도 없다고 합니다. 그리고 제 친구는 아무 증상도 없는데 내시경 검사에서는 역류성 식도염이 심하다고 합니다. 전 이렇게 불편한데 정상이고 제 친구는 멀쩡한데 역류성 식도염이 심하다고 하니, 어떻게 이럴 수 있는 것인가요?

A 일반적인 상식으로는 염증이 심하면 그와 동반된 통증 등의 증상도 심하고 염증이 심하지 않으면 증상이 경미할 것으로 생각합니다. 대개의 경우에는 이러한 상식이 맞습니다. 그러나 위식도 역류질환에 있어서는 이러한 상식이 통하지 않습니다. 전형적인 가슴쓰림을 가진 사람 중 내시경 검사에서 식도에 염증 소견이 있어 역류성 식도염으로 진단되는 경우는 고작 20~30%밖에 안 됩니다.

이 말은 나머지 사람들은 대부분 내시경 검사에서 식도가 정상으로 관찰된다는 뜻입니다. 따라서 전형적인 위식도 역류질환의 증상인 가슴쓰림과 역류가 있는 환자라도 내시경 검사에서 정상을 보이는 경우가 내시경 검사에서 역류성 식도염을 보이는 경우보다 약 3배나 많습니다.

거꾸로 내시경 검사에서 뚜렷한 역류성 식도염을 보이는 환자들은 모두 가슴쓰림이나 역류 등의 증상을 가지고 있을까요? 정답을 말하자면, '아닙니다.' 종합검진자를 대상으로 한 연구 결과들을 보면 역류성 식도염 환자 중 뚜렷한 증상이 있는 경우는 약 10~25%에 불과한 것으로 알려져 있습니다.

즉 75~90%의 역류성 식도염 환자는 무증상이라는 것입니다. 그래서 위식도 역류질환에서는 내시경 검사만으로 환자의 증상 여부를 판단할 수 없습니다. 보이는 것보다 보이지 않는 부분이 더 큰 것이 위식도 역류질환인 것 같습니다.

Q 우유를 먹으면 속이 괜찮아진다고 해서 속 쓰릴 때마다 우유를 먹었는데 더 쓰리고 역류도 더 되는 것 같아요. 우유가 역류성 식도염에 안 좋은가요? 아니면 제 몸이 이상한 것일까요?

A 일반적으로 우유는 알칼리성(pH 7 이상)으로 알려져 있지만 실제 산도는 6.5~6.7 정도 되는 약산성입니다. 그렇지만 위의 산도인 1.5~3.5에 비해서는 알칼리에 가까운 것은 분명합니다. 그리고 우유는 현탁액으로 된 제산제의 색과 동일하게 흰색입니다. 그래서인지 속이 쓰리거나 아플 때 우유를 먹으면 좋다는 생각들이 많이 퍼져 있는 것 같습니다. 그러나 우유는 칼슘과 지방을 함유하고 있기 때문에 위산의 분비와 역류를 촉진시킬 수 있습니다. 따라서 위식도 역류질환 환자가 우유를 먹으면 일반적인

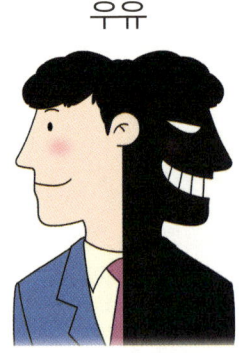

상식과는 달리 속이 불편해지는 경우가 많습니다.

물론 위산이 식도로 역류되어 속이 쓰릴 때 우유를 먹으면 일시적으로는 우유가 식도로 역류된 위산을 씻어내고 위산을 중화시키기 때문에 증상이 호전될 수 있지만 시간이 지나면서 우유로 인해 위산의 역류가 더 증가해 증상이 악화될 수 있습니다.

Q 위내시경 검사 후 역류성 식도염과 보초용종이 있다는 설명을 들었습니다. 보초용종은 대장용종과 마찬가지로 시간이 지나면 암으로 발전할 수 있는 병변인가요?

A 보초용종sentinel polyp은 1973년 처음으로 기술된 병변으로 〈그림 20〉처럼 식도와 위의 접합부 바로 밑에 위치하며 돌출된 혹처럼 관찰됩니다. 보초용종은 대부분 역류성 식도염과 동반되어 국소적으로 심한 염증(미란 또는 궤양)이 있는 곳에서 발생됩니다. 보초용종은 처음 관찰되었을 때는 감별진단을 위해서 조직검사가 필요할 수 있지만 암으로 발전하지 않기 때문에 보초용종 자체를 제거할 필요는 없습니다. 또한 위식도 역류에 대한 치료만으로도 크기가 현저히 감소하는 경우도 있습니다.

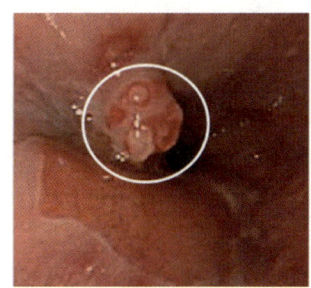

보초용종

Q 역류성 식도염으로 진단받고 양성자펌프억제제PPI를 처방 받아 복용중입니다. 그런데 처방전엔 아침 식전에 복용하라고 나와있는데 종종 식전에 먹는 것을 잊어버려 약을 못 먹는 경우가 있습니다. 양성자펌프억제제는 꼭 식전에 먹어야 하나요? 식후에 먹으면 효과가 없나요?

A 양성자펌프억제제는 원칙적으로 아침 식사 30분에서 1시간 전에 복용할 것이 권고됩니다. 그 이유는 양성자펌프억제제의 약리 기전상 긴 공복상태 후 먹는 첫 식사 전에 복용하는 것이 가장 효과가 좋기 때문입니다. 그래서 밤새 긴 공복상태에 있다가 먹는 첫 식사인 아침 전에 먹을 것이 권고되는 것 입니다. 그러나 양성자펌프억제제 종류에 따라 식사 후에 먹는 것이 식사 전에 비해 효과가 떨어지지 않는다는 연구결과 들이 있고 실제 외래에서 환자들을 보다 보면 식후에 복용해도 식전 복용과 효과 면에서 별 차이가 나지 않는 다는 분들도 많습니다.

따라서 아침 식전에 복용하는 것을 잊어버렸으면 식후에 복용하시면 됩니다. 그리고 아침식사를 안 하시는 분들은 하루의 첫 식사에 해당하는 식사 전이나 후에 드시면 됩니다. 역류성 식도염의 증상이 한밤중이나 새벽에 심하게 오는 경우는 양성자 펌프 억제제를 저녁 식전이나 식후 또는 자기 전에 복용할 수도 있습니다. 그러나 식사를 하지 않으면서 빈 속에 양성자펌프억제제만 복용하는 것은 위산분비 억제 효과가 많이 감소되기 때문에 권고되지 않습니다.

Q 역류성 식도염으로 치료 중입니다. 약을 6주째 먹고 있는데 언제까지 약을 먹어야 하나요? 또 역류성 식도염은 만성병으로 재발이 많다고 하는데 이러다가 약을 평생 먹어야 하는 건가 걱정이 됩니다.

A 양성자펌프억제제PPI로 역류성 식도염을 8주간 치료 했을 경우 대부분의(85~96%) 역류성 식도염이 잘 치유되는 것으로 알려져 있습니다. 따라서 역류성 식도염은 첫 단계 치료로 표준용량의 양성자펌프억제제를 8주간 복용하는 것이 권고됩니다. 그러나 역류성 식도염은 약물치료를 중단할 경우 재발이 많기 때문에 대부분의 환자에서 첫 단계 치료 후에도 양성자펌프억제제를 복용하는 유지요법이 필요합니다.

그렇지만 첫 단계 치료와는 달리 유지요법 때는 환자의 재발을 억제할 수 있는 최소한 용량의 양성자 펌프 억제제가 권고됩니다. 따라서 유지요법에선 환자의 증상과 식도염의 정도에 따라 매일 약을 먹는 방법부터 증상이 발생할 때만 약을 복용하는 다양한 방법이 권고됩니다. 즉 역류성 식도염이 심하지 않고 간간이만 위식도 역류증상이 있는 환자에겐 첫 단계 치료 후에 유지요법으로 증상이 있을 때만 약을 복용하는 필요 시 복용법on-demand therapy이 권고될 수 있습니다.

식도운동질환

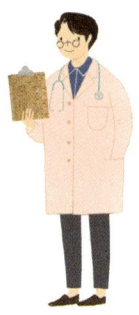

 식도운동질환이란?

물구나무서서 음식을 삼킬 수 있을까? '삼킬 수 있다'가 정답이다. 서거나 앉아서 먹는 것보다 불편은 하겠지만 누워서나 물구나무서서도 우리가 음식을 삼킬 수 있는 이유는 식도의 연동운동 때문이다. 식도 내강의 크기는 평소에는 엄지손가락 정도의 굵기이지만 음식물이 통과할 때에는 크게 확장된다. 〈그림 21〉처럼 식도의 내강이 늘어났다 수축되는 것을 반복해서 음식물을 위장 쪽으로 이동시키는 것이 마치 벌레가 꿈틀거리면서 움직이는 것처럼 보인다고 해서 연동운동이라고 부른다.

식도는 연동운동을 통해 우리가 물구나무서 있든 누워 있든 간에 상관없이 입에서 위 방향으로 음식물을 보내고 최종적으로 하부식도괄약근을 이완시켜 하부식도로 보내진 음식물을 위로 내려보낸다. 이처럼 음식물을 위로 내려보내는 데 필수적인 식도의 연동운동이나 하부식도괄약근의 운동에 장애가 발생한 것을 식도운동질환이라고 한다.

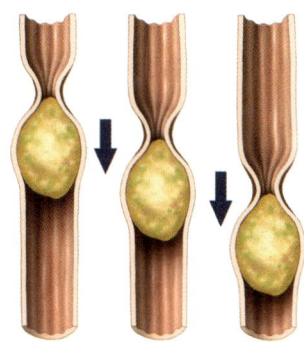

〈그림 21〉 식도 연동운동

  식도는 다른 소화관에 비해 길이가 짧고 입에서 가까운 곳에 위치해 식도의 연동운동과 괄약근의 기능을 검사하기가 비교적 쉽다. 따라서 다른 소화관에 비해 식도운동질환은 비교적 잘 밝혀져 있다.

  식도운동질환은 식도 자체의 문제로 발생되는 일차성 식도운동질환과 당뇨나 파킨슨병과 같은 전신질환으로 인해 식도에 이상이 생겨 발생하는 이차성 식도운동질환으로 크게 나눌 수 있다. 이 책에서는 일차성 식도운동질환 중 대표적인 질환인 아칼라지아, 미만성 식도경련, 호두까기 식도에 대해 살펴볼 것이다.

식도운동질환의 증상

  식도운동질환의 증상에는 연하곤란, 흉통, 가슴쓰림, 역류 및 인두 이물감 등이 있다. 연하곤란은 음식물을 삼킬 때 가슴 뒤에 걸려서 안 내려가는 증상으로 가장 특징적인 식도운동질환 증상이다. 식도운동질환에 의한 연하곤란은 대부분 간간이 발생한다. 어느 정도 진행된 상태에서는 더 이상 악화되지 않고 단단한 고깃덩어리 같은 고형식뿐만 아니라 죽과 같은 유동식을 먹을 때도 유발되고 찬 음식에 의해 악화될 수 있다. 이러한 증세는 지속적으로 점차 진행되며 유동식보다는 고형식에 국한되어 연하곤란을 보이는 식도암이나 식도협착 등의 기질적인 식도질환에 의한 경우와 감별점이 된다.

기질적 원인이 아닌 연하곤란을 가진 환자 중 60%가 일차성 식도운동질환이며 아칼라지아와 미만성 식도경련이 대표적인 질환이다. 흉통이 있으나 심장검사 후 심장이 원인이 아닌 것으로 밝혀진 비심인성 흉통의 경우, 약 30% 정도에서 일차성 식도운동질환이 그 원인이다. 가슴쓰림과 역류와 인두 이물감은 위식도 역류성 질환의 주 증상이지만 식도운동질환에서도 동반되는 경우가 많다.

연하곤란

"음식을 삼키면 잘 안 내려가고 가슴 뒤에 걸려 답답하다"고 표현되는 연하곤란의 원인은 매우 다양하다. 우선 그 발생부위에 따라 목 부위에서 음식물이 안 삼켜지는 구강인두성 연하곤란과 삼킨 음식이 가슴 뒤에서 걸리는 식도성 연하곤란으로 구분할 수 있다.

구강인두성 연하곤란은 환자 자신이 불편한 부위나 동반되는 증상을 대부분 인식하고 있는 경우가 많다. 또 음식물을 삼킬 때 폐로 음식물이 흡인되거나 기침을 호소하는 경우가 많아 식도성 연하곤란과 쉽게 구분이 가능하다.

연하곤란의 원인은 크게 기질적인 원인과 기능적인 원인으로 구분할 수 있다. 기질적인 원인은 식도암이나 식도염 등에 의해서 음식물이 통과하는 식도의 내강이 좁아진 경우로 주로 물보다 덩어리 음식이 가슴에 걸린다고 호소하는 경향이 있다. 또한 가슴이 뻐근하거나 쓰린 증상이 먼저 선행되는 경우가 많으며 내시경 검사나 식도바륨조영술을 시행하면 쉽게 진단이 된다.

기능적인 원인은 식도암과 식도 협착과 같은 기질적인 병변 없이 식도의 운동장애로 연하곤란이 초래되는 경우다. 대부분 덩어리 음식 외에도 물을 삼킬 때에도 연하곤란을 느끼는 경우가 많으며 내시경이나 식도바륨조영술을 시행해보아도 이상이 없는 경우가 많아 신경성으로 오진하기 쉽다.

식도성 흉통

가슴이 쥐어짜듯이 아프면 협심증이나 심근경색증으로 갑자기 심장마비로 사망할 수도 있다. 그러다 보니 사람들은 우선적으로 심장질환으로 인한 흉통을 생각하게 된다. 실제로 심장질환에 의한 흉통이 많기 때문에 쥐어짜는 듯한 흉통이 오면 우선 심장 검사를 받아보는 것은 당연하다. 그러나 심장질환이 아니더라도 근육신경통, 폐렴, 늑막염, 식도질환도 가슴통증을 유발할 수 있다.

식도질환에 의한 흉통을 가진 환자들은 자신의 증상을 "앞가슴이 꽉 막히는 듯한 흉통이 와서 아찔해지며 꼼짝도 못할 때가 있어서 심장내과에서 정밀검사를 받아보아도 이상이 없다." "음식을 먹으면 시원스레 내려가지를 않고 목에 무언가 걸린 듯 답답하고 심한 경우 가슴에 통증이 오곤 한다." "심장 검사와 내시경 검사 등을 받아보았지만 이상은 없다"고 설명하는 경우가 많다.

식도에서 발생하는 흉통은 일반적으로 지속시간이 길고 주변으로 통증이 퍼지는 경우는 드물며 운동과 무관하고 수면 중에도 발생할 수 있다. 그리고 흉통의 발생이 식사와 연관이 있고 제산제에 의해 증상이 완화되거나 위에서 기술한 연하곤란이나 가슴쓰림 등 다른 식도증상을 동반하는 경우 그 원인이 식도질환일 가능성이 높다.

그러나 심장에서 기인하는 흉통과 식도질환에 의한 흉통을 증상만으로는 구분하기 어려운 경우가 많고 또 동시에 발병할 가능성도 배제할 수 없다. 따라서 흉통이 있을 경우 좀 더 치명적인 심장질환을 먼저 염두에 두고 검사를 받아보아야 한다.

역류

식도운동질환과 관련되어 발생하는 역류증상은 연하곤란이 동반되는 경우가 흔하며 음식물을 삼킬 때 통증이 오는 연하통을 호소하는 경우도 있다.

일차성 식도운동질환

아칼라지아(Achalasia, 식도이완불능증)

아칼라지아는 '이완불능'이라는 뜻의 그리스어에서 유래한 대표적인 식도운동장애이다. 그 이름이 뜻하는 것처럼 하부식도괄약근이 이완이 안 되면서 식도 연동운동이 소실되어 음식물이 식도에서 위

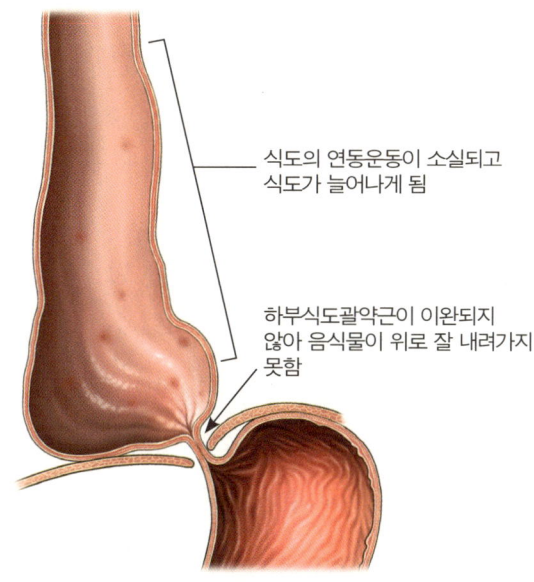

〈그림 22〉 아칼라지아 때 보이는 식도 이상

로 잘 내려가지 못하는 질환이다.

아칼라지아가 왜 발생하는지에 대해서는 아직 명쾌한 원인규명이 안 된 상태다. 그러나 하부식도괄약근의 이완장애는 괄약근 수축을 억제하는 신경의 기능 감소가 관여한다고 보고되고 있다. 아칼라지아는 인구 10만 명당 약 한 명꼴로 발생하는 것으로 알려져 있다. 질환이 발생하는 나이는 출생 시부터 90대까지로 매우 다양하며 호발하는 연령은 30~40대다. 전체 아칼라지아 환자 중 2~5%는 소아환자로 일부에서는 가족력이 있는 것으로 보고되고 있다. 그러나 뚜렷한 원인을 찾을 수 없는 경우가 대부분이다.

아칼라지아의 증상

환자가 느끼는 증상은 병원을 방문하게 되는 시기에 따라 다양할 수 있다. 즉 아칼라지아가 심하지 않은 초기에는 별다른 증상을 못 느낄 수 있으나 점차 진행하면서 특징적인 증상인 연하곤란, 역류, 흉통, 흉골하작열감 등을 동반하게 된다. 이 중 가장 특징적인 증상은 삼킬 때 음식물이 식도에 걸려서 잘 안 내려가는 느낌인 연하곤란이다. 연하곤란은 식사 도중에 가슴이 차오르는 느낌이나 음식물이 가슴 뒤에서 고여 넘치는 듯한 느낌으로 호소하는 경우도 많다.

이러한 증상들은 대부분 질병이 진행됨에 따라 점차 증상이 악화되다가 어느 시점에 도달하면 일정한 상태에서 더 이상 악화되지 않고 유지된다. 그러나 일부 환자에게서는 증상이 계속 악화되어 음식물을 잘 삼키지 못해 체중감소가 초래되는 경우도 있다. 연하곤란 증상은 발현시기에 따라 차이가 있는데 초기에는 고형식인 비교적 딱딱한 음식이나 고기나 떡 등에 대해서만 연하곤란을 호소하나 점차 유동식인 액체 형태의 음식에 대해서도 연하곤란이 진행되는 경향을 보인다.

아칼라지아 환자들은 증상이 서서히 진행되는 과정 속에서 나름대로 증상을 호전시키는 방법을 터득하게 되어 기립자세에서 숨을 들이마신 상태에서 목을 뒤로 젖히거나, 탄산음료를 마시거나, 트림을 유도하거나, 음식을 삼킬 때마다 따뜻한 물을 마시는 것을 시도하기도 한다. 아칼라지아에 의한 연하곤란은 서서히 진행된다. 그러다 보니 초기에 병원을 방문하는 경우도 있지만 대부분은 증상을 인지한 기간이 1년이 넘은 후에나 병원에 오는 경우가 많다.

따라서 연하곤란 증상이 발생한 지 6개월 이하이면서 점차 심해지는 경우나 특히 최근 심한 체중감소를 동반한 경우 등은 반드시 위내시경 등을 실시해 아칼라지아와 유사한 증상을 일으킬 수 있는 위와 식도의 연결부 주변에 발생하는 암의 여부를 확인해야 한다. 간혹 환자들이 증상을 애매하게 호소해 단순한 소화불량으로 오인하거나 역류를 주요 증상으로 인지하고 오는 경우는 위식도 역류성 질환으로 오인하는 경우가 많다. 심지어는 연하곤란을 호소하는 환자에게서 내시경 검사상 이상이 없다는 이유로 신경정신과 치료를 받게 하는 경우도 있다.

역류는 연하곤란 다음으로 흔히 볼 수 있는 증상으로 위산이나 담즙이 섞이지 않은 소화가 안 된 음식물이 넘어오게 된다. 수면 중 특히 새벽녘에 식도에 고였던 타액이 기도로 넘어오면서 잠에서 깨는 경우도 있다. 기타 흉통 및 가슴쓰림을 호소하는 경우도 있다.

아칼라지아의 진단

아칼라지아의 진단에는 위내시경 검사와 조영제라는 특수 약물을 먹고 식도 전체의 윤곽을 X선 촬영하는 바륨조영술과 식도내압검사가 사용된다.

아칼라지아의 내시경 소견은 〈그림 23〉처럼 식도체부에서 간혹 전날 먹은 음식물의 저류가 관찰되기도 하지만 대부분의 경우에서 식도 점막은 정상 소견을 보인다. 내시경 검사의 주된 목적은 다른 질환을 감별하는 것과 동반된 합병증을 찾아내는 것으로 내시경 검사만으로 아칼라지아를 확진할 수는 없다.

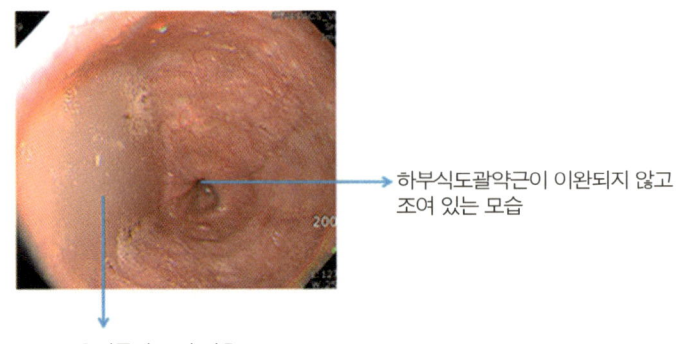

〈그림 23〉 아칼라지아 내시경 사진

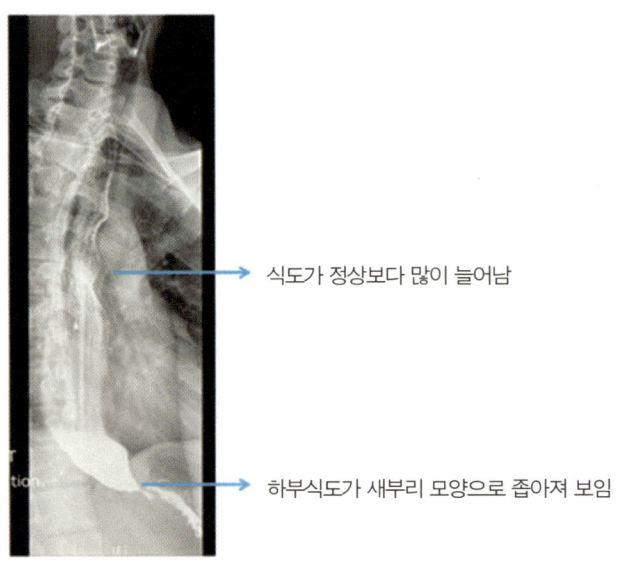

〈그림 24〉 아칼라지아 소견

　진행된 아칼라지아의 경우 바륨조영술에서 〈그림 24〉와 같이 음식물의 정체로 인해 식도가 정상에 비해 늘어나 확장된 소견이 보이고 식도 끝은 하부식도괄약근의 이완불능으로 인해 새부리 모양bird-

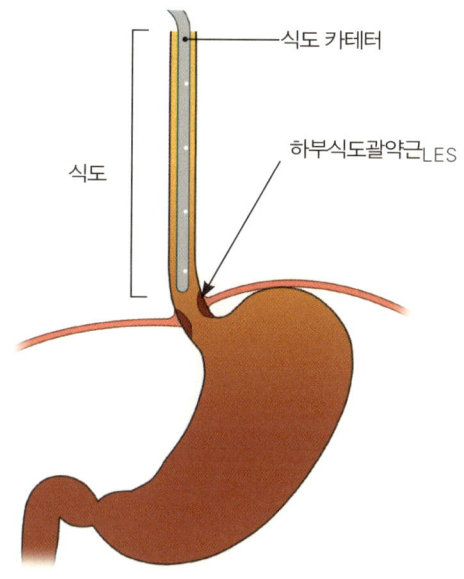

〈그림 25〉 식도내압검사

beak appearance으로 좁아지는 특징적인 소견을 보인다.

식도내압검사는 〈그림 25〉와 같이 식도 내부의 압력을 측정할 수 있는 특수한 관 형태의 카테터라는 기구를 코를 통해 식도로 넣어 식도의 연동운동과 하부식도괄약근의 이완을 확인해 아칼라지아를 확진할 수 있는 검사다. 식도내압검사에서 아칼라지아는 식도연동운동의 소실과 하부식도괄약근의 불완전이완이라는 특징적인 소견을 보인다.

아칼라지아의 치료

아칼라지아의 치료는 이완이 안 되는 하부식도괄약근의 압력을 감소시켜 음식물이 위로 넘어가는 것을 원활히 하는 것에 초점을 두고 이를 위해 약물요법, 보툴리눔 주사법, 풍선확장술, 외과적 근절개술 등이 사용되고 있다. 이 중 풍선 모양의 기구를 하부식도괄약근에 위치시킨 후 공기를 넣어 풍선을 확장시켜 하부식도괄약근을 확장시키는 공기풍선확장술은 성공률이 외과적 근절개술과 유사하다. 그뿐만 아니라 역류 등 합병증이 적으며 입원기간이 짧고 비용이 적게 들어 가장 효과적인 치료법으로 이용되고 있다.

반면에 외과적 근절개술은 장기적으로 효과가 좋으며 하부식도괄약근압 저하를 위해서는 풍선확장술보다 우수한 것으로 알려져 있다. 그러나 수술 후 위산 역류가 약 50%에서 발생하며 이 중 15%에서는 증상이 유발된다. 따라서 수술적 치료는 수차례에 걸친 확장술 실패, 이차성 아칼라지아, 협조가 불가능한 정신질환자 혹은 소아환자, 횡격막 주변의 해부학적 이상이 동반된 경우 고려할 수 있다.

최근에는 내시경으로 근절개술을 시행하는 POEM_{Peroral Endoscopic Myotomy}이라는 시술이 아칼라지아의 새로운 치료법으로 주목받고 있다.

미만성 식도경련

미만성 식도경련은 비교적 드문 식도운동장애로서 이름처럼 전체 식도에서 경련이 발생하는 질환이다. 이 병의 발생 원인은 아직 잘 모르는 상태로 식도운동을 조절하는 미주신경의 이상, 신경과민, 스트레스와 관련이 있을 것으로 추정하고 있다.

미만성 식도경련은 위에서 아래로 순차적으로 움직여야 하는 식도 부위에 〈그림 26〉처럼 식도를 주먹으로 움켜쥐는 것처럼 동시다발적

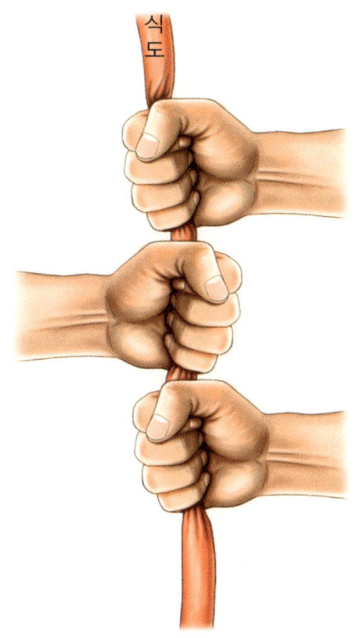

<그림 26> 미만성 식도경련

으로 경련이 오는 질환이다.

미만성 식도경련의 증상

미만성 식도경련의 반복성 흉통과 연하곤란이다. 가장 흔한 증상은 흉통은 종종 가슴 중앙에 위치한 흉골 뒤쪽 부위에서 발생해 목, 팔, 턱으로 통증이 퍼지는 형태로 나타날 수 있다. 이러한 미만성 식도경련에 의한 흉통은 심장의 관상동맥이 좁아져서 발생하는 협심증에서 보이는 흉통과 유사하고 협심증 치료에 사용하는 나이트로글리세린 nitroglycerin을 복용 시 흉통이 완화되기 때문에 협심증과 같은 심장질환에 의한 흉통과 감별이 어려운 경우가 많다. 따라서 심장에 의한 흉통으로 오인되어 심혈관 검사를 먼저 시행받은 후 이상이 없어 뒤늦게 미만성 식도경련으로 진단을 받는 경우가 대부분이다.

미만성 식도경련에 의한 연하곤란은 아칼라지아에 비해 심하지 않으며 지속적으로 있는 것이 아니라 간간이 발생하며 물과 고형식 모두에 증상이 나올 수 있으며 스트레스, 뜨겁거나 찬 음료, 빠르게 식사하는 것에 의해 증상이 유발되거나 악화될 수 있다. 폐로 음식물이 흡입되는 경우와 역류는 드물지만 간혹 음식이 식도에 막혀서 고생하는 경우도 있다. 경우에 따라 따뜻한 물은 식도 증상을 완화시킬 수 있다.

미만성 식도경련의 진단

미만성 식도경련의 진단에는 식도조영술과 식도내압검사 등이 이용되고 있다. 식도조영술 소견은 정상으로 보이는 경우부터 다양하게

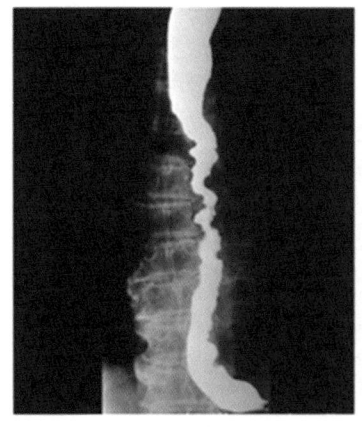

코르크마개 따개 모양

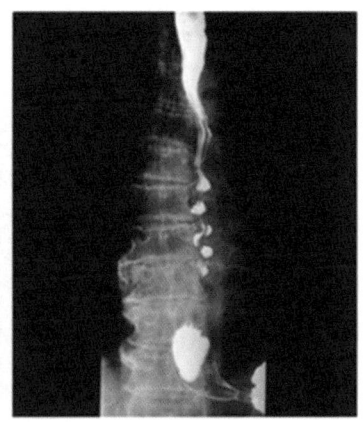

염주알 모양

〈그림 27〉 미만성 식도경련 환자의 식도조영술 사진

나타날 수 있으나 전형적인 경우는 앞 〈그림 27〉처럼 염주알 모양 혹은 코르크마개 따개 모양의 코일상을 보이게 된다.

식도내압검사는 미만성 식도경련의 확진검사법으로, 중요한 소견은 식도가 경련할 때 보이는 동시수축파의 출현이다. 즉 물을 한 모금씩 삼키면서 그때마다 식도의 연동운동과 경련을 관찰하는 경우 10회에서 2회 이상, 즉 20% 이상에서 동시수축파가 발생하는 경우 진단할 수 있다.

미만성 식도경련의 치료

미만성 식도경련의 예후는 일반적으로 양호하기 때문에 증상완화가 치료의 주된 목표다. 따라서 환자가 호소하는 증상의 빈도와 심한 정도와 이들 증상으로 인한 정서적, 육체적 제한점과 동반하는 질환에 따라 치료는 달라진다. 흉통이 있으면 그 원인으로 심장이나 폐의 치명적인 질환들을 먼저 떠올리기 때문에 대부분은 불안해한다.

그러나 미만성 식도경련에 의한 흉통은 심장질환에 의한 흉통과 달리 치명적이지 않기 때문에 불안해할 필요가 없다. 또한 미만성 식도경련에 의한 연하곤란 역시 대부분은 식도암과 같은 심각한 질환에 의한 연하곤란과 달리 진행되지 않기 때문에 안심해도 된다.

약물치료에는 근육이나 혈관을 이완시키는 질산염nitrate제제, 항우울제, 혈관확장제 등이 사용된다. 이들 중 가장 선호되는 약제는 혈관확장제 중 칼슘통로 차단제다. 칼슘통로 차단제는 고혈압 치료에 많이 쓰이는 약제로 식도에서는 식도 경련 시 발생하는 수축파의 진폭과 하부식도괄약근의 압력을 감소시킬 수 있어 미만성 식도경련 때도 많이 사용된다. 미만성 식도경련의 발생은 스트레스, 불안, 우울 등과 같은 정신사회적 요인과도 관련이 있다고 알려져 있어 항우울제 및 항불안제 등도 치료에 사용되고 있다.

수술치료는 약물치료에 반응을 보이지 않는 심한 연하곤란을 호소하는 환자에게서 고려될 수 있다.

미만성 식도경련의 예후는 대체적으로 양호해 증상이 진행되지 않고 호전되는 경우도 있으며 점차 병이 진행되어 식도암으로 발전하는 경우는 없는 것으로 알려져 있다. 3~5%에서는 아칼라지아로 진행되는 것으로 보고되고 있다.

호두까기 식도

식도는 다음 〈그림 28〉과 같이 수축을 해서 음식물을 아래 방향으로 내려보낸다. 식도가 수축할 때 압력은 보통 50수은주밀리미터 근처이며 일반적으로 100수은주밀리미터 이하다.

호두까기 식도는 식도의 수축압력이 160~180수은주밀리미터 이상으로 정상보다 훨씬 올라가는 경우로 마치 단단한 호두를 까기 위해서 호두까기 기구로 높은 압력을 가하는 것 같다고 해서 이렇게 이름 지어졌다. 호두까기 식도의 병인은 아직 밝혀지지 않았다. 서양에서는 비심인성흉통(심장이 아닌 다른 질환에 의한 흉통)의 가장 흔한 원인으로 보고되고 있다.

호두까기 식도의 증상은 환자의 90%가 흉통 및 흉부 불편감을 호소하며 종종 경부 이물감, 심한 연하곤란, 역류를 호소할 수 있다. 호두까기 식도에 의한 흉통의 정도와 빈도는 다양해 증상만으로는 심

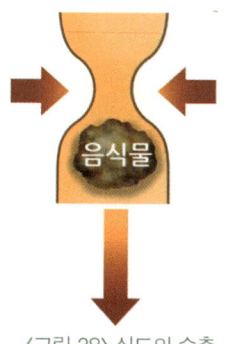

〈그림 28〉 식도의 수축

장질환에 의한 흉통과 구분하기 어려운 경우가 많다.

치료는 과도한 수축압력을 줄이기 위한 평활근 이완제인 항콜린성 제제, 질산염 제제, 칼슘통로 차단제 등이 사용되고 있다. 흥미로운

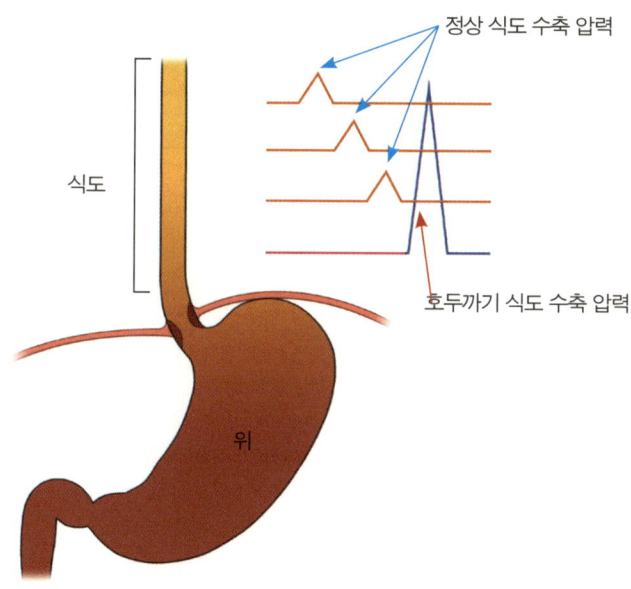

〈그림 29〉 호두까기 식도 수축 압력

2장 식도의 여러 가지 질환들　　089

사실은 호두까기 식도 환자의 35%에게서 위식도 산역류가 동반되어 위산 역류 치료 후에 증세가 호전된다는 보고들이 있다는 것이다. 이로써 평활근 이완제로 치료를 하기 전에 위식도 역류의 동반 여부를 확인한 후 위산 역류 치료를 해보는 것도 도움이 될 수 있다.

FAQ : 이것이 궁금해요

Q 어떤 경우에 식도운동질환을 의심해야 하나요?

A 식도운동질환의 대표적인 증상 두 가지는 음식물을 삼킬 때 가슴 뒤에서 걸려 잘 안 내려가는 증상인 연하곤란과 흉통입니다. 따라서 애매한 흉통이나 고기나 떡 등의 덩어리진 음식물뿐만 아니라 물을 마실 때도 연하곤란이 반복해서 나타나면 식도운동질환을 의심해야 합니다. 그러나 연하곤란이나 흉통은 식도암이나 심장질환에서도 나타날 수 있으므로 이들 증상만 가지고는 이들 질환과 식도운동질환을 정확히 감별해낼 수는 없습니다.

따라서 이러한 증상을 호소하는 환자에게서는 우선 내시경 검사나 심장 검사를 해 식도, 위, 심장, 폐 등의 중요 장기에 원인이 될 만한 질환이 있는지를 먼저 확인한 후 특별한 이상을 찾을 수 없을 경우 식도운동질환을 의심하게 됩니다. 또한 위식도 역류질환 환자에게서 위산 분비 억제치료를 계속해도 잘 반응하지 않고 역류에 의한 증상이 지속될 경우 일부에서는 식도운동질환이 원인인 경우가 있으므로 이에 대한 검사가 필요합니다.

Q 식도운동질환이 식도암으로 진행될 수 있나요?

A 식도운동질환은 그 자체로는 암으로 진행하지 않습니다. 그러나 아칼라지아의 경우 음식물이 식도에 정체되는 시간이 길어지면서 이로 인해 식도 점막에 만성 염증이 유발될 수 있기 때문에 식도암의 발생이 일반인에 비해 약 25~30배 높은 것으로 알려져 있습니다. 따라서 다른 식도운동질환과는 달리 유병기간이 오래된 아칼라지아 환자에게서는 정기적인 내시경 검사로 식도암의 발생 여부를 확인하는 것이 필요합니다.

Q 내시경 검사로 식도운동질환을 진단할 수 있나요? 만약 내시경 검사로 진단할 수 없다면 어떤 검사가 식도운동질환의 진단에 가장 정확한 검사인가요?

A 내시경 검사 시 식도가 늘어나 있으면서 식도 내강에 정체된 음식물이 관찰되나 식도에 특별한 병변이 없고 좁아진 부분이 없다면 식도운동질환을 의심해봐야 하지만 이러한 소견이 모든 식도운동질환에서 나타나는 것은 아니기 때문에 일반적으로 내시경 검사만으로 식도운동질환을 진단할 수는 없습니다. 식도운동질환의 진단에서 가장 중요하고 정확한 검사는 식도내압검사입니다. 식도내압검사는 식도의 연동운동과 하부식도괄약근의 기능을 평가할 수 있기 때문에 식도운동질환 진단에 필수적인 검사입니다.

Q 흉통이 반복해서 발생해 정밀 심장 검사를 받아보았지만 정상입니다. 혹시 식도 때문에 협심증과 유사한 흉통이 발생될 수 있나요?

A 결론부터 말씀드리면 "네"입니다. 식도운동질환 특히 호두까기 식도나 미만성 식도경련의 경우는 흉통을 잘 일으킵니다. 이러한 식도운동질환에 의해서 발생되는 흉통은 가슴 중앙에서 발생해 때로는 목이나 팔로 통증이 전파될 수 있어 협심증에 의한 흉통과 매우 유사하게 보일 수 있습니다. 따라서 흉통의 양상만으로는 협심증에 의한 것인지 식도운동질환에 의한 것인지 감별하기 매우 어려운 경우가 많습니다.

더구나 식도운동질환에 의한 흉통은 협심증 치료에 사용되는 혈관확장제인 질산염 제제를 복용할 경우 협심증처럼 흉통이 호전됩니다. 그 이유는 질산염 제제가 식도 평활근의 이완도 가져올 수 있어 호두까기 식도나 미만성 식도경련에 의한 과도한 식도 수축이나 경련을 호전시키기 때문입니다. 결국 흉통의 양상도 비슷하고 치료약제에 대한 반응도 비슷하므로 식도운동질환에 의한 흉통과 협심증에 의한 흉통을 증상만으로 감별하기는 매우 힘든 경우가 많습니다.

이처럼 증상만으로 감별이 어려울 경우는 보다 중한 병에 대한 검사를 먼저 하는 것이 원칙입니다. 결론적으로 애매한 흉통이 있을 경우 식도운동질환은 치명적인 질환은 아닙니다. 따라서 치명적일 수 있는 협심증에 대한 검사를 먼저 한 후 그 결과에 따라 다음 단계로 식도운동질환에 대한 검사를 고려하는 것이 순서입니다.

바렛식도

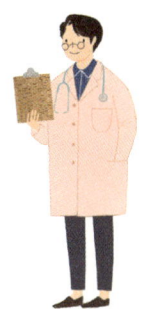

바렛식도Barrett's esophagus는 처음 발견한 사람의 이름을 따서 붙인 명칭이다. 1950년 영국의 외과의사인 바렛N. Barrett이 식도에 생긴 궤양을 보고하면서 처음 언급한 것이다. 당시에는 '하부식도에 있는 원주 상피'라는 뜻으로 붙인 이름이다.

우리 몸의 소화관인 입, 식도, 위, 소장과 대장의 가장 안쪽 부분으로 음식물과 직접 접촉하는 부분을 점막이라고 부른다. 점막은 장기에 따라 서로 다른 세포로 구성되어 있으며 각각의 세포 형태에 따라 다음과 같이 분류된다.

단층편평상피
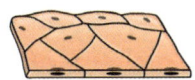
편평하게 생긴 편평상피가 단층으로 되어 있음

예) 혈관 내피

중층편평상피
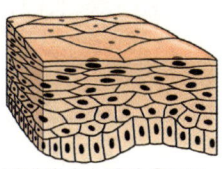
편평상피가 여러 층으로 쌓여 있음

예) 식도 점막

원주상피
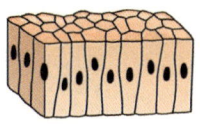
원주 기둥 모양으로 생긴 원주상피

예) 위, 소장, 대장 점막

〈그림 30〉 점막세포 분류

〈그림 31〉에서 보는 것과 같이 중층편평상피로 구성된 정상적인 식도 점막이 배세포goblet cell라는 소장 점막에 존재하는 술잔 모양의 세포를 가진 특수원주상피로 변한 것을 바렛식도라고 부른다.

바렛식도가 주목을 받게 된 이유는 서구에서 증가하고있는 식도선암과의 연관성 때문이다. 중층편평상피에서 생기는 암을 조직학적으로 편평상피암이라고 한다. 반면에 원주상피에서 생기는 암은 선암이라고 한다. 바렛식도는 원주상피로 구성되기 때문에 암이 발생할 경우 편평상피암이 아닌 선암이 생긴다. 바렛식도에서는 식도선암이 발생할 확률이 정상에 비해 30배 이상 높다.

서구에서는 지난 10년간 식도선암이 지속적으로 증가했으며, 미국의 경우 현재 전체 식도암의 50% 이상을 식도선암이 차지하기에 이르렀다. 식도선암이 증가하면서 서구에서는 식도선암으로 발전할 수 있는 전구병변으로 인정되는 바렛식도에 대한 관심이 높아지고 있다.

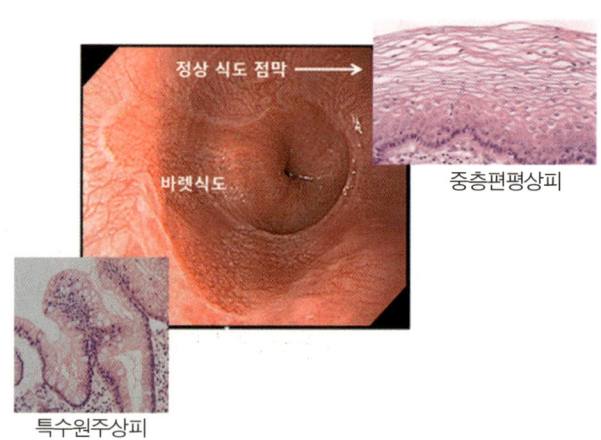

〈그림 31〉 내시경 사진 왼쪽 부분에 혀 모양으로 돌출되어 있으며 연어살색처럼 붉은 핑크색으로 보이는 부분이 바렛식도다.

국내에서도 바렛식도가 발생하는 원인으로 생각되는 위식도 역류질환이 매우 증가하는 추세이다. 바렛식도와 연관된 식도선암에 대한 관심이 높아지고 있으나 아직까지는 우리나라에서 식도선암이 과거에 비해 의미 있게 증가했다는 역학적인 증거는 없다.

 ## 바렛식도의 원인

바렛식도의 정확한 원인은 알려져 있지 않으나 주로 위식도 역류질환과 연관이 있는 것으로 보고 있다. 바렛식도는 주로 중년 이후에 발생하며 어린아이에게서도 발생하기는 하지만 5세 이하에서는 드물게 나타난다. 성별로는 남녀비가 2 대 1로 남자에게 많고 황인종과 흑인종보다는 백인에 흔하다. 그리고 비만이나 흡연가에 더 많다. 이러한 것들은 주로 위식도 역류질환을 증가시키는 요인들과 중복된다는 것을 알 수 있다.

바렛식도는 하부식도의 완전히 분화된 정상세포인 편평상피세포가 다른 종류의 정상세포인 특수원주상피세포로 변환되어 발생하는데 이 과정을 화생metaplasia이라고 한다. 이러한 변환은 반복적인 위산 역류에 의해서 유발된다. 즉 식도가 반복적인 위산 역류에 노출될 경우 식도 점막에 만성적인 염증이 발생한다. 식도 점막은 만성적인 염증에 의한 식도 점막 손상을 편평상피세포를 재생시켜 회복시킨다. 그런데 이 과정 중 일부에서는 손상된 식도 점막이 편평상피세포 대신에 특수원주상피세포로 변환되어 재생된다. 이렇게 일부가 특수원주상피로 변환되어 재생되는 이유는 명확하지는 않지만 유전적인 원인과 염증 시 면역세포가 분비하는 신호전달물질인 다양한 사이토카인cytokine의 변화가 관여할 것으로 추정되고 있다.

원주상피세포는 편평상피세포보다 산에 의한 손상에 더 잘 견디는 세포이므로 바렛식도는 이런 면에서는 원래 식도보다 험한 환경에 더 잘 대응한 변환인 셈이다. 그러나 불행하게도 이러한 바렛식도로의 변환은 식도선암의 발생을 증가시킨다.

 바렛식도의 증상

바렛식도 자체로는 증상이 없다. 그러나 그 원인이 되는 위식도 역류질환으로 인해 가슴쓰림, 역류, 가슴 답답함, 목의 이물감 등의 증상이 동반될 수 있다.

 바렛식도의 진단

식도와 위는 연결되어 있지만 식도와 위 표면을 덮는 점막을 구성하는 세포는 서로 다르다. 즉 식도 점막은 편평상피세포로 이루어져 있고, 위 점막은 원주상피세포로 이루어져 있다. 내시경으로 관찰하면 정상 식도 점막은 하얀 분홍색, 위 점막은 붉은 분홍색으로 보여 그 경계가 동그란 원처럼 분명하게 보인다. 그러나 바렛식도가 발생하

정상 식도	바렛식도	
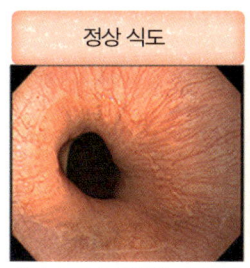	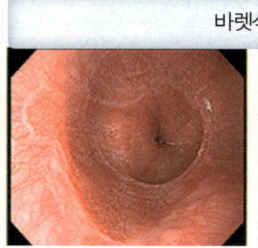	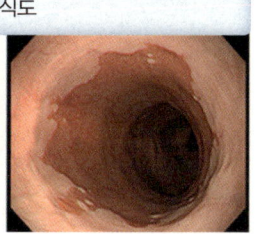
위와 식도가 연결되는 부위가 같은 높이에 있어 원처럼 보인다.	사진 왼쪽에 혀처럼 돌출되어 있으면서 붉은 핑크색을 띠는 부분이 바렛식도로 변환된 부위다.	원통형으로 붉은 핑크색을 띠는 곳 모두가 바렛식도로 변환된 부분이다.

〈그림 32〉 정상 식도와 바렛식도

면 식도 하부에 손가락이나 혀 모양 또는 원통형으로 연어 살색처럼 붉은 분홍색의 원주상피세포가 식도 쪽으로 올라오는 모양이 나타난다. 이러한 소견이 관찰되면 바렛식도를 의심할 수 있다.

그러나 바렛식도는 내시경 검사만으로 확진을 할 수 없다. 왜냐하면 바렛식도를 진단하려면 정상 식도의 편평상피세포가 배세포를 동반한 특수원주상피세포로 변한 것을 확인해야 한다. 그런데 이것은 조직검사를 통해서만 확인할 수 있기 때문이다. 따라서 바렛식도는 내시경 검사와 조직검사 결과를 종합해 진단이 된다.

 바렛식도의 치료

바렛식도 환자의 치료는 다음과 같은 세 가지 주요부분으로 구성된다.

첫 번째는 바렛식도의 원인 및 증상과 연관된 위식도 역류질환의 치료이다. 두 번째는 식도선암으로 발전할 수 있는 초기 변화인 이형성을 조기에 진단하기 위한 내시경 추적검사이다. 세 번째는 이형성이 진단된 경우의 치료다.

바렛식도의 원인 및 증상과 연관된 위식도 역류질환의 치료

바렛식도에서는 위식도 역류질환과 동일하게 과식을 삼가하고 담배와 술을 금하며 기름진 음식을 피하고 식후에 바로 눕지 않는 등 위산 역류를 유발하거나 악화하는 식생활 습관을 피할 것을 권한다.

바렛식도의 원인인 위식도 역류를 위산분비억제제로 감소시키면 만성적인 염증이 줄면서 바렛식도의 진행을 막고 식도선암이 발생되는 것을 억제할 수 있을 것이란 기대하에 많은 시도들이 있었다. 아직까지 양성자펌프억제제PPI를 이용한 위산분비억제치료가 식도선암의 예방에 도움이 된다는 것이 뚜렷하게 입증되진 않았으나 최근 몇몇 연구에선 예방 효과가 있는 것으로 보고하고 있다. 따라서 현재는 학자마다 이견이 있으나 바렛식도에 대한 위산분비 억제치료는 위식도 역류로 인한 증상이 있거나 역류성 식도염에 의한 식도점막 손상이 동반되었을 때에만 시행하는 것이 일반적이다. 그러나 향후 바렛식도에서 양성자펌프억제제PPI를 이용한 위산분비억제치료의 식도선암 예방 효과가 보다 확실히 입증된다면 PPI는 바렛식도의 표준치료로 바뀌게 될 것이다.

세포 변형 여부를 확인하기 위한 내시경 추적검사

정상적인 세포에 변형이 일어나 암으로 발전할 수 있는 형태로 바뀐 것을 이형성dysplasia이라고 한다. 이형성은 그 정도에 따라 세포변형이 약하게 발생한 저도 이형성과 세포 변형이 심하게 발생한 고도 이형성으로 구분할 수 있다. 고도 이형성은 암으로 발전하기 직전 단계로 간주된다. 바렛식도는 저도에서 고도 이형성을 거쳐 식도선암으로 단계적으로 발전할 수 있어 정기적인 내시경 추적검사가 필요하다.

이형성을 동반한 바렛식도의 치료

이형성의 정도에 따라 추적 방법이나 치료는 아래와 같이 달라진다.

저도 이형성을 동반한 바렛식도
6~12개월 간격으로 단기간 추적내시경 검사를 시행

고도 이형성을 동반한 바렛식도
내시경 시술을 통한 점막제거나 점막 응고술이 권고됨

식도선암이 동반된 바렛식도
내시경 시술을 통한 점막제거나 수술이 권고됨

바렛식도의 합병증 및 임상적 중요성

 이름조차 낯선 바렛식도가 일반인에게도 널리 알려지게 된 것은 바렛식도가 점차 진행되어 식도선암으로 발전할 수 있는 병변이기 때문이다. 특히 최근 바렛식도에 대한 관심이 커지는 이유는 바렛식도와 연관성이 깊은 식도선암의 발생 빈도가 서구에서 급격히 증가하기 때문이다. 또한 서구의 식도선암종은 매우 진행된 상태에서 발견되는 경우가 많아 5년 생존율이 13%에 불과할 정도로 예후가 나쁘다. 그러므로 식도선암으로 진행할 수 있는 바렛식도에 적극적인 추적검사와 치료의 필요성이 제기되었다.

 그러나 한 가지 중요한 점은 바렛식도 중에서 식도선암으로 진행하는 경우는 1년에 0.5% 이하로 아주 일부에 불과하다는 것이다. 실제로 바렛식도 환자를 장기 추적 관찰한 여러 연구에서 바렛식도 환자의 사망률은 바렛식도가 없는 대조군에 비해 차이가 없었다. 또한 바렛식도 환자 대부분은 식도선암이 아닌 다른 원인에 의해 사망했다.

 ## 우리나라에서의 바렛식도와 식도선암과의 관계

 국내의 경우 바렛식도의 유병율은 0.3~0.84% 정도로 서구의 2%에 비해 상당히 낮다. 우리나라에서 대부분의 바렛식도는 바렛식도로 변형된 부분의 길이가 3센티미터 이하이고 암 발생률이 낮은 것으로 알려져 있는 단분절 바렛식도이다. 그러나 서구에서는 바렛식도로 변한 부분의 길이가 3센티미터 이상으로 길어 식도선암의 발생 확률이 더 높은 장분절 바렛식도가 상대적으로 많다.

우리나라의 바렛식도에서 발생한 식도선암은 매우 드물어 현재까지 전국에서 약 30증례 미만이 보고돼 있으며 이 경우도 서구와는 달리 매우 초기 단계에서 발견되어 양호한 예후를 보이는 것으로 알려져 있다. 그러므로 국내의 경우 바렛식도와 관련된 식도선암은 발생 빈도가 매우 낮고 예후도 양호하므로 그 임상적인 중요성은 서구와 비교할 때 크게 떨어지는 것으로 생각된다.

그런데 인터넷이나 매스컴을 통해 전파된 다소 잘못된 의료 정보로 바렛식도로 진단된 상당수의 사람들이 식도암이 발생할 가능성을 높게 생각해 과도하게 걱정하는 경우를 자주 보게 된다. 우리나라 바렛식도 환자에게서는 식도선암보다 위식도 역류로 인한 증상이 더 큰 문제일 수 있으므로 위식도 역류 증상을 잘 조절받고 식도선암 발생에 대한 국내외 실정에 기초한 정확한 정보를 알아봄으로써 불필요한 걱정을 가지지 않는 것이 중요하다.

결론적으로 우리나라에서 최근까지 식도선암의 발생률이 과거에 비해 유의미하게 증가했다는 역학적 증거는 없다. 물론 현재 우리나라에서 위식도 역류질환이 증가하는 추세에 있으므로 향후 바렛식도나 이와 연관된 이형성 및 식도선암 등의 문제가 점차 증가할 가능성은 있다. 그러나 아직까지는 서구와 달리 우리나라에서 발생되는 바렛식도에서는 식도선암의 발생빈도가 매우 낮은 것으로 보고되고 있어 식도선암의 발생에 대해 과도하게 걱정할 필요는 없다.

FAQ : 이것이 궁금해요

Q 바렛식도는 왜 생기나요? 치료는 안 되나요?

A 바렛식도의 정확한 원인은 알려져 있지 않으나 주로 위식도 역류와 연관이 있는 것으로 알려져 있습니다. 즉 바렛식도는 위산과 담즙 등의 자극성 물질이 위에서 식도로 역류하면서 정상적인 식도 점막에 만성 염증을 유발하고 이에 의해 손상된 식도 점막이 재생되는 과정에서 정상 식도 점막의 세포가 특수원주상피로 변환되어 발생하는 것으로 알려져 있습니다.

그러나 왜 위식도 역류가 만성적으로 일어났을 때 모두 바렛식도가 되지 않고 약 10%만 바렛식도로 바뀌고 나머지는 역류성 식도염이나 비미란성 위식도 역류질환이 되는지에 대해서 아직 정확한 기전은 모르는 상태입니다. 다만 유전적인 요인과 염증과 관련되어 분비되는 세포 간 신호전달물질인 사이토카인cytokine의 변화 등이 관여할 것으로 추정되고 있습니다.

바렛식도의 주 원인이 위식도 역류이기 때문에 강력하게 위식도 역류를 막으면 바렛식도의 진행을 막아 식도선암의 발생을 줄이고 일부에서는 바렛식도가 정상 식도로 변하지 않을까라는 가정하에 그동안 위산분비억제제를 이용한 여러 시도들이 있었습니다. 일부 연구에서는 바렛식도의 호전을 보인 결과가 있었으나 나머지 연구에서는 효과가 없는 것으로 나와 아직 강력한 위산분비억제제를 통한 위식도 역류를 방지하는 치료가 뚜렷하게 식도선암을 줄이고 바렛식도의 진행을 막는다는 결론은 얻지 못한 상태입니다. 따라서 현재 바렛식도의 치료는 동반되는 위식도 역류 증상 치료와 식도선암으로 가는 전 단계인 이형성을 조기에 발견하는 것에 중점을 두고 있습니다.

Q 병원에서 내시경 검사를 받았는데 바렛식도가 있다고 합니다. 바렛식도는 식도암으로 발전된다고 하는데 얼마나 지나면 식도암이 생기나요? 너무 걱정이 되어 잠도 잘 안 오고 한숨만 나옵니다.

A 바렛식도는 암으로 발전할 수 있는 초기 세포 변화인 저도 이형성을 거쳐 좀 더 진행된 단계인 고도 이형성을 통해 식도선암이 발생될 수 있다고 알려져 있습니다. 최근 바렛식도에 대한 관심이 증가되는 이유는 바렛식도와 연관성이 깊은 식도선암의 발생 빈도가 서구에서 급격히 증가하기 때문입니다.

그러나 이러한 서구에서도 바렛식도에서 식도선암으로 진행하는 경우는 1년에 0.5% 이하(1,000명당 5인 이내)로 아주 일부에 불과합니다. 이 확률 또한 서구에서 진행된 연구에 바탕을 둔 것이므로 우리나라에서는 이보다 낮을 것으로 생각되고 있습니다. 또한 바렛식도 진단 후 식도선암으로 진행되려면 적어도 10여 년 이상 지나야 한다는 주장이 있습니다.

그러므로 바렛식도가 식도암으로 발전할 가능성은 있으나 시간도 오래 걸리고 그 확률도 매우 낮으므로 괜히 너무 걱정할 필요는 없습니다. 특별한 이상소견이 없는 바렛식도는 1~2년에 한 번 정도 정기적인 내시경 검사를 받으면 충분할 것으로 생각됩니다.

Q 바렛식도가 다시 정상 식도로 되돌아올 수 있나요?

A 바렛식도는 아래 그림처럼 정상 식도 점막의 중층편평세포가 특수원주상피라는 다른 형태의 상피로 변한 것으로 의학적으로 '화생'이라고 표현합니다. 한번 변화된 상피세포가 원래 상피로 되돌아오는 것은 드문 것으로 알려져 있습니다. 즉 일반적인 상황에서는 바렛식도가 다시 정상 식도로 되돌아오지 않으나 레이저를 이용해 바렛식도로 변환된 식도 점막 부위를 태워 없애는 광응고술photocoagulation 치료를 한 후 위산분비억제 치료를 시행해서 위산 역류를 막으면 바렛식도가 없어진 부위에서 정상 식도 점막세포인 편평상피가 재생될 수 있습니다.

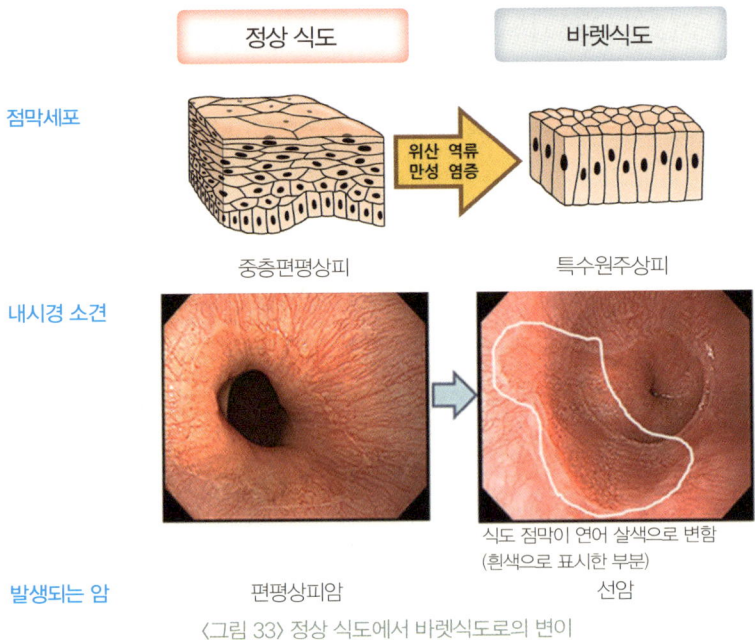

〈그림 33〉 정상 식도에서 바렛식도로의 변이

Q 혹시 바렛식도가 자식에게 유전이 되는 것인지 궁금합니다.

A 바렛식도 환자들 중 일부는 한 가족 내에서 집단적으로 발생되기도 합니다. 이런 경우에는 유전이 크게 관여하는 것으로 알려져 있습니다. 그러나 이런 경우는 전체 바렛식도 환자의 일부에 지나지 않고 대부분의 바렛식도는 위산의 지속적인 역류라는 환경적 요인과 유전적 요인 등이 복합적으로 관여해서 발생하는 것으로 추정되고 있습니다. 따라서 부모가 바렛식도를 가지고 있다고 해서 자식에게 꼭 유전되는 것은 아닙니다.

Q 60대 중반 남성입니다. 위식도 역류로 인한 증상이 심해서 십 수년간 치료를 받고 있으나 매번 내시경 검사에서는 식도에 별 이상소견이 없다고 합니다. 위식도 역류가 지속되면 지금은 괜찮지만 결국 저한테도 바렛식도가 생기거나 식도암이 발생될 확률이 높아지나요?

A 위식도 역류가 있다고 반드시 바렛식도가 생기는 것은 아닙니다. 바렛식도가 왜, 어떻게 발생되느냐에 대한 정확한 답은 아직 모르는 상태로 위식도 역류 이외에 유전적인 요인 등 여러 요인이 함께 관여할 것으로 추정되고 있습니다. 따라서 현재 60대 중반이고 이미 십 수년간 위식도 역류로 고생하는데도 불구하고 아직 내시경 검사에서 바렛식도가 없다면 바렛식도가 되기 위한 다른 요인이 충족되지 않았기 때문일 가능성이 높으므로 향후에도 바렛식도가 생길 가능성은 낮을 것으로 생각됩니다.

1999년 발표된 스웨덴에서 시행된 대규모 연구 결과, 위식도 역류에 의한 증상이 발생한 기간이 길고 심할수록 정상인에 비해 식도선암이 많이 발생하는 것으로 나타났습니다. 최근 발표된 메타분석(여러 연구들을 종합해서 분석하는 연구방법) 결과에서도 위식도 역류증상의 정도와 기간에 따라 정상인에 비해 식도선암이 2~9배 증가하는 것으로 보고하였습니다.

이렇게 위식도 역류와 관련되어 발생한 식도선암의 경우 스웨덴의 연구결과에 따르면 62%는 바렛식도가 동반되어 있었으나 나머지 38%에선 바렛식도가 동반되지 않은 것으로 나타났습니다. 결론적으로 지금까지의 연구 결과들을 종합해 볼 때 위식도 역류가 심하고 오래된다면 비록 바렛식도가 생기지 않아도 식도선암이 발생될 위험도가 높아질 수 있습니다. 따라서 위식도 역류질환의 증상이 심하고 오랜 기간 앓아온 질문하신 환자분 같은 경우는 꾸준한 치료와 정기적으로 위내시경 검사를 받는 것이 매우 중요합니다.

식도암

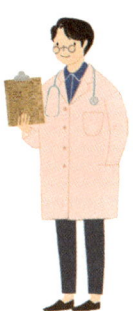

사람들에게 가장 두려워하는 질병이 무엇인가 물어보았을 때 가장 많이 나오는 답은 틀림없이 암일 것이다. 그런데 암이란 무엇일까? 암과 종양은 무엇이 다른 것일까? 종양과 암과의 관계는 아래 그림과 같다.

종양이나 신생물은 우리 몸에 생기는 모든 혹을 뜻하는 말이다. 종양은 크게 두 가지로 나뉘는데 하나는 양성 종양이고 다른 하나는

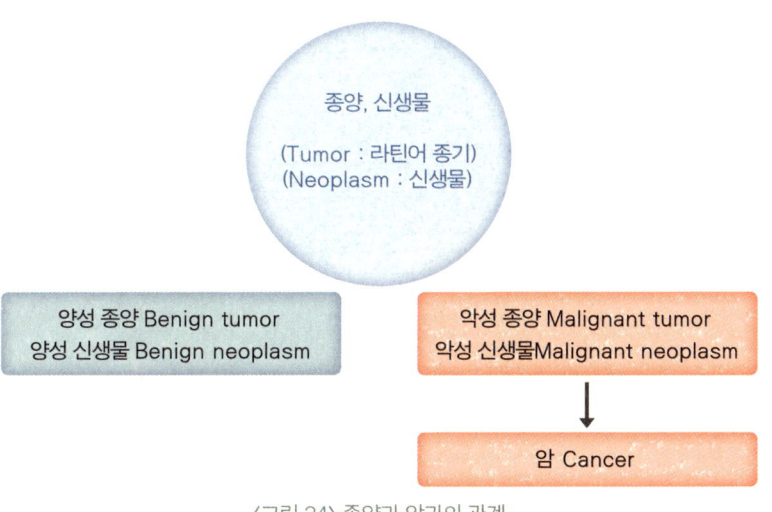

〈그림 34〉 종양과 암과의 관계

2장 식도의 여러 가지 질환들

악성 종양이다. 양성 종양은 나쁘지 않은 혹으로 일반적으로 치료가 필요 없으며 사마귀가 대표적인 예다. 반면에 악성 종양은 나쁜 혹으로 반드시 제거해야 한다. 다른 말로 악성 신생물이라고 불리는 이 악성 종양이 바로 암이다. 즉 악성 종양만이 암이고 양성 종양은 암이 아니다.

그렇다면 악성 종양(암)이 양성 종양이나 정상 조직과 다른 성질은 무엇일까? 암세포가 정상 세포와 다른 특징은 두 가지다. 첫째는 조절이 안 되는 세포 증식이다. 정상 세포는 어느 정도 분열을 하면 자동적으로 분열을 멈추도록 각 세포의 유전자에 의해서 잘 조절이 된다. 그러나 암세포는 세포 분열을 조절하는 유전자에 돌연변이가 생기면서 세포 조절 능력을 잃어버리게 되어 아래 그림처럼 세포가 계속 분열하면서 증식해서 혹을 만들게 된다.

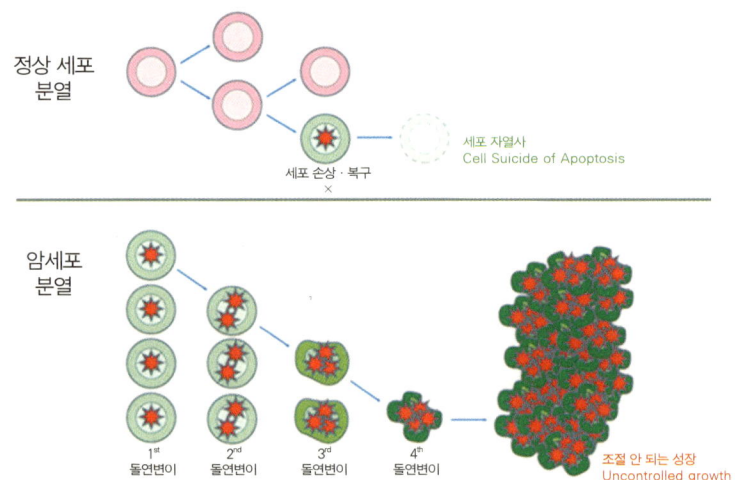

〈그림 35〉 암세포의 특징 1. 조절 안 되는 세포증식
출처 : 미국국립암연구소 National cancer institute

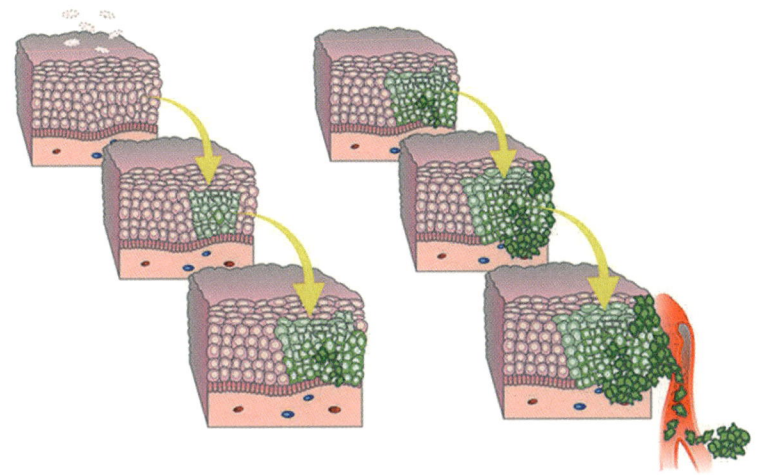

주위 조직 침범 → 원래 있던 곳에서 멀리 떨어진 장기에 침투해서 자람(전이)

〈그림 36〉 암세포의 특징 2. 전이

두 번째 암세포의 특징은 주변 조직을 침범하고 혈관이나 림프관을 통해 원래 발생한 곳에서 멀리 떨어진 장기로 침투해서 그곳에서 성장할 수 있다는 것이다. 이러한 암의 성질을 '전이'라고 한다. 암의 이러한 성질 때문에 피부에 생긴 조그마한 암이라도 뇌나 간이나 폐로 전이해 사람의 생명을 위협할 수 있는 것이다. 양성 종양은 악성 종양과 다르게 주변 조직을 침범하거나 전이를 하지 않는다.

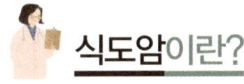 식도암이란?

식도암이란 식도에 생긴 암으로 발생 위치에 따라서 경부식도암, 흉부식도암, 위-식도 연결부위 암으로 나눌 수 있다.

식도암은 나라별로 발생률 및 유병률에 차이가 있다. 흔히 '식도암 벨트'로 알려진 터키와 중국 중북부 사이의 지역에서는 인구 10만 명당 100명이 넘는 높은 발생률을 보인다. 미국 일부, 핀란드, 스코틀랜드 등도 인구 10만 명당 남자는 20명, 여자는 16명 정도로 높은 발생률을 보인다. 우리나라는 발생 및 유병률이 높은 지역은 아니다.

식도암은 여성보다 남성에게서 훨씬 많이 발생한다. 젊은 나이에는 드물고 나이에 따라 점차 증가하며 평균 65세 이상의 고령에서 주로 발병한다. 2012년 우리나라 암 통계를 보면 식도암은 남녀를 합쳐서 2,332건이 발생해 전체 암 발생의 1.0%를 차지하며 남녀의 성비는 9.8 대 1로 남자에게서 더 많이 발생했다. 또한 식도암은 50대 이후 특히 60~70대에서 많이 발생하는 것으로 나타났다.

식도암의 원인

음주, 흡연

음주와 흡연은 식도암의 발생에서 가장 중요한 위험 인자다. 식도암 중에 특히 편평상피세포암의 경우에는 술과 밀접한 관련을 가지고 있으며 일주일에 170그램의 알코올을 섭취하면 식도 편평상피세포암의 발생이 섭취한 알코올의 양에 비례해 증가한다.

흡연의 경우에도 식도암(편평상피세포암)이 발생할 가능성을 약 5~9배 정도 증가시킨다. 특히 음주와 흡연을 같이하는 경우에는 음주와 흡연과 암의 발생이 서로 상승작용을 하게 되어 식도암의 위험성이 100배로 매우 높아진다.

식습관, 영양상태

식도암이 많이 발생하는 지역에 대한 조사에 따르면 탄수화물이 많고 동물성 단백질, 채소, 과일 등이 부족한 식생활을 하는 사람들에게서 식도암이 많이 발생하는 것으로 알려져 있다. 비타민 A, C, E, 나이아신 등이 부족해도 식도암이 발생할 가능성이 커지는 것으로 알려져 있다. 불에 탄 음식에 들어 있는 니트로사민과 같은 발암물질도 식도암을 유발하는 것으로 알려져 있다. 비만도 식도선암의 위험도를 높이기 때문에 체중조절을 하는 것이 좋다.

전암성 병변

여러 종류의 식도질환이 식도암의 발생과 연관되어 있는 것으로 알려져 있다. 그중에 철분이나 비타민이 부족해 구강이나 인두, 식도의 점막에 위축이 오는 플러머-빈슨 증후군Plummer-Vinson syndrome, 바렛식도, 양잿물을 삼킨 이후 발병한 식도협착과 아칼라지아(식도이완불능증)와 같은 질환에서는 식도암 발생의 위험도가 높아진다. 따라서 이 질환들이 있는 경우는 정기적인 내시경 검사가 필요하다.

그러나 이들 질환이 있다고 해서 모두 식도암이 발병하는 것은 아니니 너무 걱정할 필요는 없다. 유방암 수술 후 방사선 치료를 받은 경우나 식도에 인접한 상부 호흡기 및 두경부에 편평세포상피암이 있었던 경우도 식도암의 발병위험이 높다.

헬리코박터균 제균

헬리코박터균 감염이 있으면 헬리코박터균 감염이 없는 경우에 비해 위암의 발생은 증가하지만 반대로 식도암의 발생은 낮다고 알려져 있다. 그 이유는 헬리코박터균에 의한 감염으로 만성 위축성 위염이 발생하면 위산의 분비가 줄어들게 되어 위산 역류도 자연스럽게 감소되면서 식도암의 위험도 감소하는 것으로 추정되고 있다.

식도암의 종류

식도암은 조직형에 따라 편평상피세포암, 선암, 평활근 육종, 횡문근 육종, 림프종, 흑색종 등으로 나눌 수 있다. 2012년 우리나라 암 통계를 보면 편평상피세포암이 전체 식도암 중 89.8%로 가장 많았고 그 다음으로 선암이 2.8%를 차지하고 있다. 서구에서는 전체 식도암 중 선암이 약 50%를 차지할 정도로 많으나 우리나라에서는 아직 바렛식도와 연관된 선암의 비율이 낮은 상태다.

식도암이 잘 생기는 위치

편평상피세포암은 대개 식도의 중부와 하부에서 주로 발생하고 선암은 하부식도에서 주로 발생한다.

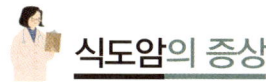 **식도암의 증상**

식도암은 초기의 경우 대개 증상이 없으며 암이 진행됨에 따라 증상을 나타내게 된다. 따라서 증상이 발현된 경우에는 이미 상당히 진행한 경우가 많다.

식도암의 증상 중 가장 흔한 것은 음식물을 삼킬 때 식도에 걸려 잘 안 내려가거나 어렵게 내려가는 증상인 연하곤란이다. 식도암이 점차 진행함에 따라 식도 내강이 점점 좁아지면서 처음에는 고기나 깍두기 같은 덩어리진 음식에만 연하곤란을 느끼나 나중에는 죽이나 미음 혹은 물 등도 삼키기 어렵게 된다.

연하곤란이 심해지면 식사량이 줄어들어 결국 체중이 감소된다. 식도암이 진행되어 식도의 내강을 거의 막는 경우는 음식물이 아래로 잘 내려가지 못해 방금 먹었던 음식들이 다시 입으로 역류될 수 있다. 이런 경우 입으로 역류된 음식물이 기도로 흡인되어 기침이나 흡인성 폐렴 등을 유발시킬 수도 있다.

크기가 큰 덩어리진 음식을 삼키다 식도에 걸리는 경우 앞가슴이나 등 쪽에 통증이 발생될 수 있다. 흉통은 음식물이 걸리는 경우뿐만 아니라 식도암 자체가 실제로 진행해 주변장기를 침범할 경우나 식도 점막이 헐어 궤양이 발생한 경우에도 나타날 수 있다. 식도암이 진행되어 성대를 조절하는 신경을 침범하면 쉰 목소리가 날 수 있고 식도 앞쪽에 위치한 기도를 침범하면 기침을 하거나 기침 시 피가 나올 수도 있다.

위에서 언급한 증상들은 식도암에 의해 나타날 수 있지만 다른 질환에서도 발생할 수 있으므로 상기 증상들이 발생할 경우 반드시 전문의와 상담하는 것이 중요하다. 반면에 조기식도암을 가진 환자들의 경우에는 증상이 없는 경우가 많고, 그냥 원인 모를 빈혈로만 나타나는 경우도 있다.

 식도암의 진단

　식도암의 진단에 도움이 되는 검사법은 내시경과 식도조영술이다.
　내시경 검사는 식도 내부를 정확히 보여주기 때문에 식도암의 위치와 크기, 모양, 식도의 좁아진 정도를 확인할 수 있고 조직검사를 통해 식도암을 확진할 수도 있고 다른 식도질환과의 감별도 할 수 있어 식도암 진단에서 가장 중요한 검사다. 또한 최근에는 내시경 기술의 발전으로 조기식도암의 진단율도 높아지고 있어 향후에도 중요성은 더욱 커질 것으로 생각된다.
　식도조영술은 엑스레이가 투과하지 못하는 조영제(바륨)를 입으로 마신 후 조영제가 식도 점막에 묻어 있는 모양을 촬영해서 식도 점막의 변화와 전체적인 식도의 윤곽을 확인해 식도암의 모양, 크기, 위치 등을 평가할 수 있는 검사법이다. 그러나 미세한 식도 점막의 변화를 확인하기 어려워 조기식도암의 진단이 쉽지 않다는 점과 조직검사를 할 수 없어 식도암을 확진할 수는 없다는 것이 식도조영술의 단점이다.
　식도암으로 확진된 후 식도 자체와 주변장기로 얼마나 퍼졌나를 확

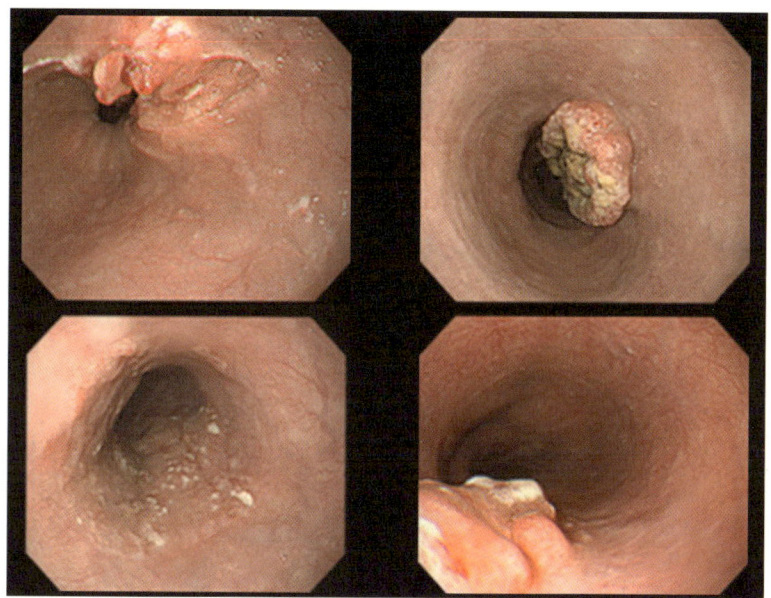
〈그림 37〉 내시경 검사에서 관찰된 다양한 식도암의 모습

인해 병기 결정에 도움을 주는 검사에는 전산화단층촬영CT, 식도 내시경초음파, 전신 뼈 스캔, 양전자방출단층촬영PET이 있다.

　전산화단층촬영CT 검사는 식도암의 위치와 주위 조직으로의 침범 여부, 흉강 및 복강 내 림프절이나 다른 장기로의 전이의 판정에 이용된다. 또한 식도암 이외에 동반된 흉부 및 복부질환의 진단이나 수술 후의 합병증 및 항암화학요법의 반응을 확인하는 데도 쓰이는 매우 유용한 검사다.

　일반 내시경의 경우에는 식도 점막의 표면만을 관찰할 수 있어 암이 얼마나 깊이 침범했는지는 알기 어렵다. 반면에 내시경초음파 검사는 내시경 끝에 초음파 기계가 달려 있어 내시경 검사를 하면서 복부 초음파 검사와 마찬가지로 식도벽을 투과해서 관찰이 가능하다. 따라서 내시경초음파 검사로 식도암이 식도벽을 침범한 정도와 대동맥이나 척추, 기관 같은 식도 주변의 장기와 주변 림프절의 침범 여부를 파악하고 필요 시 조직검사도 시행할 수 있다.

암조직은 정상 조직에 비해 성장이 빠르기 때문에 대사가 항진되어 있어 에너지를 많이 필요로 한다. 암 조직이 에너지원으로 가장 많이 사용하는 것이 포도당이다. 따라서 포도당에 감마선을 방출할 수 있는 방사성 동위원소를 부착시켜 몸속에 투여할 경우 암이 있는 부위에서는 포도당이 많이 쓰이면서 감마선의 방출이 증가하게 된다. 이러한 포도당을 이용하는 암의 성질과 방사선 동위원소를 이용해 전신의 암 발병 위치나 원격 전이 병소를 검사하는 방법이 양전자방출단층촬영PET이다.

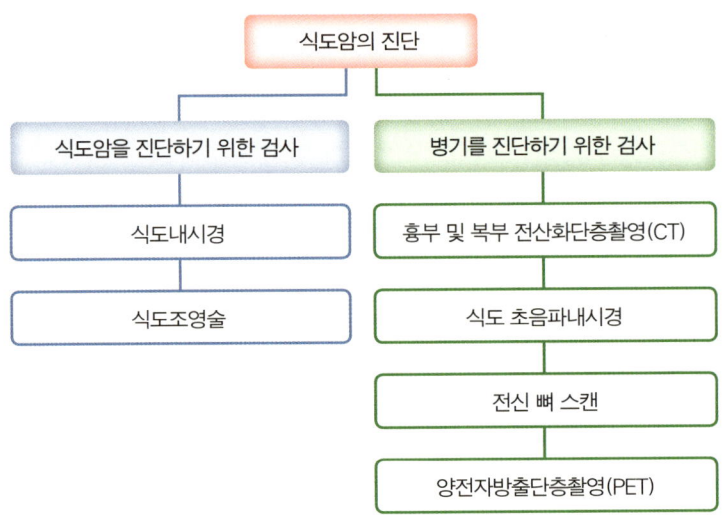

〈그림 38〉 식도암의 진단

PET/CT 검사는 양전자방출단층촬영 검사와 전산화단층촬영을 기계적으로 결합한 검사로서 기존의 양전자방출단층촬영이나 전산화단층촬영보다는 진단율이 높으며 암이 전이된 부위의 해부학적 위치를 정확하게 판단할 수 있다.

　전신 뼈 스캔 검사는 식도암의 뼈 전이를 확인하기 위한 검사다.

 식도암의 치료

　식도암을 치료하는 방법에는 크게 내시경적 제거술, 수술, 방사선 요법, 항암화학요법 등이 있다. 식도암의 치료에서 가장 중요한 것은 식도암 부위를 완전히 제거하는 것으로 수술적 치료가 주축이 된다. 식도 점막에만 국한되어 있는 아주 초기의 식도암의 경우는 내시경을 이용해 식도암이 발생된 점막 부위만 절제하는 내시경적 점막절제술로도 치료할 수 있다. 점막 이하로 침범했지만 원격전이가 없는 경우는 수술적 치료로 식도암을 완전히 제거하는 것이 시도된다. 수술적 제거가 어려울 정도로 진행된 식도암의 경우는 방사선요법이나 항암화학요법을 시행하고 상황에 따라서는 수술적 방법을 병행할 수도 있다.

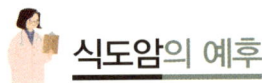

식도암의 예후

식도는 잘 늘어나는 특성이 있어 암이 생기더라도 연하곤란이나 통증 등의 증상이 쉽게 나타나지 않아 진단이 늦어질 수 있어 식도암을 진단받으면 이미 암이 진행된 경우가 많다. 또한 식도는 위나 대장과 달리 식도를 감싸는 장막이 없어 암이 발생될 경우 주변장기로 쉽게 전이가 될 수 있어 예후가 안 좋은 것으로 알려져 있다.

크기가 작은 초기 식도암은 증상이 없는 경우가 대부분이다. 주로 정기 건강검진 시 위내시경 검사에서 우연히 발견되는 경우가 많다. 증상이 없는 조기 식도암은 수술이나 내시경적 절제로 완치가 가능하며 5년 생존율이 90% 이상이다. 그러나 조금만 늦게 진단해 점막하층으로 암이 침범해 내려가면 20~30% 이상에서 임파선 전이를 동반하고 있으므로 예후가 좋지 않게 된다. 최근 10년간 식도암에 대한 치료 성과가 급속히 향상되어 현재는 암 수술 후 5년간 생존하는 환자의 비율인 5년 생존율이 거의 50%에 이르고 있다.

그러나 아직까지도 다른 장기로 암이 전이된 경우는 수술이 불가능한 경우가 많고 수술을 한 경우에도 재발할 확률이 높아 예후가 안 좋다. 따라서 식도암의 예후를 결정하는 가장 중요한 요소는 조기 발견이다. 조기 발견을 위해 가장 효과적인 방법은 증상에 상관없이 정기적으로 내시경 검사를 받는 것이다.

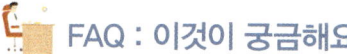
FAQ : 이것이 궁금해요

Q 식도암을 예방하기 위한 방법에는 어떤 것들이 있나요?

A 식도암을 예방하기 위해서는 식도암의 원인이 되는 것으로 알려져 있는 인자들을 피하는 방법이 최선입니다. 따라서 가장 중요한 요인으로 알려진 술, 담배를 안 하는 것이 좋습니다. 또한 뜨거운 음식과 차, 햄이나 소시지와 같은 질산염이 많이 포함된 음식을 피하고 비만인 경우 살을 빼는 것도 도움이 됩니다. 위산역류를 잘 일으킬 수 있는 기름진 음식 등을 피하고 비타민 C나 섬유소가 풍부한 채소나 과일을 충분히 섭취하는 것도 장기적으로 도움이 될 수 있습니다.

만약 아칼라지아(식도이완불능증)나 바렛식도와 같이 식도암의 발생이 증가할 수 있는 질환으로 진단받았다면 적절한 치료를 받고 정기적으로 내시경 검사를 해보는 것이 식도암의 예방 및 조기 발견에 도움이 됩니다.

Q 식도암을 조기에 알아낼 수 있는 증상이 있나요?

A 대부분의 암은 조기, 즉 시작 단계에서는 증상이 없습니다. 위암, 대장암, 간암, 폐암, 유방암 등 우리나라에서 많이 발생하는 암들 모두 다 조기에는 증상이 없는 경우가 대부분입니다. 마찬가지로 식도암도 진행된 경우에는 연하곤란이나 흉통 등의 증상을 보이지만 조기에는 특징적인 증상이 없어 증상만으로 암의 발생을 알 수는 없습니다. 따라서 식도암을 조기에 발견하기 위해서는 증상에 상관없이 정기적으로 내시경 검사를 받는

것이 가장 좋은 방법입니다. 특히 식도암이 발생될 위험이 높은 고위험군에서는 정기적인 내시경 검사가 필수입니다.

Q 식도암에 걸려서 식도를 수술로 제거하면 음식물을 입으로 먹을 수 있나요? 아니면 식도가 없으니 다시는 입으로 음식을 먹지 못하고 위에 관 같은 것을 꽂아서 그곳으로만 음식을 먹을 수 있는 건가요?

A 식도암으로 식도를 제거한 후에는 〈그림 39, 40〉처럼 위나 대장을 이용해 제거한 식도 부위를 재건합니다. 따라서 식도를 제거한 이후에도 입으로 음식물을 먹을 수 있습니다.

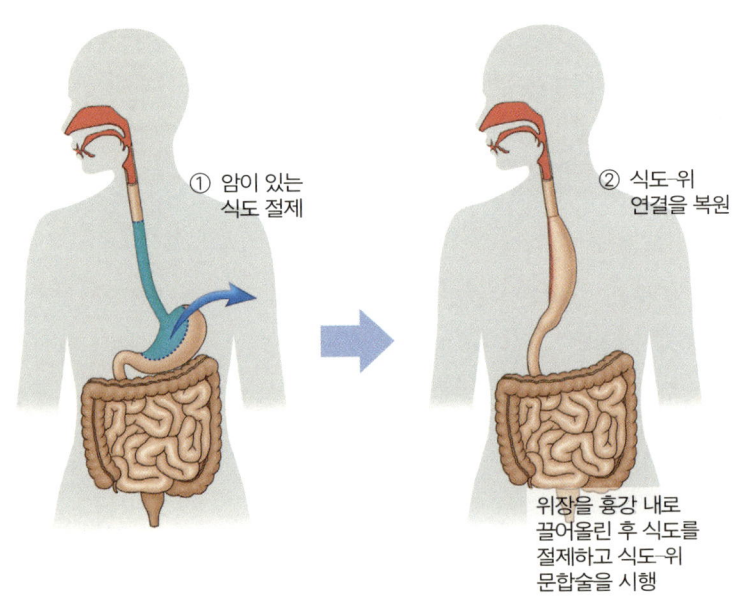

〈그림 39〉 식도 - 위 문합술

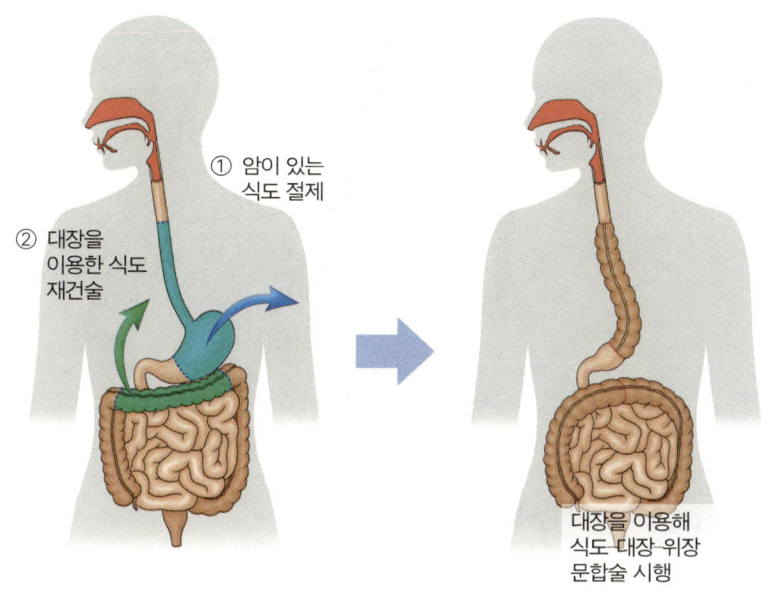

〈그림 40〉 식도-대장-위장 문합술

Q 75세인 아버지가 식도암에 의해서 식도가 좁아져서 음식물을 삼킬 수 없는 상태이나 식도암이 너무 진행되어 수술도 할 수 없는 상황이라고 합니다. 어떻게 수술할 수 있는 방법이 없을까요?

A 진행성 식도암에 의해서 식도 내강이 거의 막혀 음식을 못 삼키는 경우에 다음 〈그림 41〉처럼 스텐트라고 하는 금속으로 만든 철망을 식도암으로 좁아진 부위에 넣어서 그 부위를 넓혀 음식물이 넘어가는 통로를 만들 수 있습니다. 스텐트에 의해서 좁아진 식도 부위가 넓어지면 근본적으로 식도암을 치료하는 것은 아니지만 일시적이기는 해도 다시 음식물을 드실 수 있습니다.

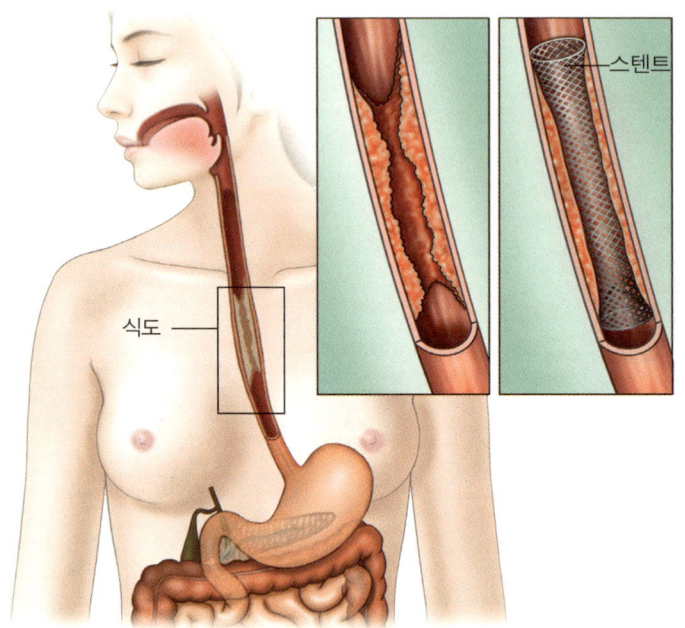

<그림 41> 식도암 시술

기타 식도질환

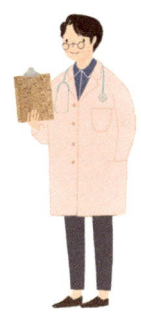

식도에는 지금까지 언급한 질병 이외에 다양한 질병이 발생될 수 있다. 이들 중 임상적으로 자주 접할 수 있는 질환들, 즉 식도상피하 종양, 식도 정맥류, 약물유발 식도염, 식도게실, 칸디다식도염, 바이러스성 식도염, 식도 이물, 말로리-바이스 증후군을 차례로 알아보자.

식도상피하 종양

식도상피하 종양이란?

식도를 구성하는 식도벽은 〈그림 42〉처럼 안쪽부터 크게 점막, 점막하층, 근육층의 3개 층으로 나눌 수 있다. 점막은 다시 상피, 고유층, 점막근판의 3개 층으로 세분화할 수 있고 근육층도 안쪽의 환상근과 바깥쪽의 종주근으로 다시 나눌 수가 있다. 식도암의 대부분은 상피에서 발생한다. 편평상피세포암이나 선암 모두 상피에서 발생한 암이다.

식도상피하 종양Esophageal subepithelial tumor은 이와 달리 이름에서 뜻하는 것처럼 식도벽의 여러 층 중 상피보다 아래쪽에 위치한 층에서 발생하는 종양을 말한다. 최근까지도 상피하 종양이라는 말보다 점막하 종양이라는 말이 많이 쓰이고 있는데 엄밀히는 틀린 말이다. 왜냐하면 점막하 종양이라고 하면 식도벽의 여러 층 중에서 점막하층에서 기인하거나 점막하층에 국한된 종양으로 오인할 수도 있고 점막하층이 아닌 점막 내 점막근판 등에서 기인한 종양들은 점막하 종양이라고 할 수 없기 때문에 상피보다 아래층에서 기원한 모든 종양을 포함하는 이름인 상피하 종양으로 바뀌게 되었다.

식도상피하 종양 중 가장 흔한 것은 근육층에서 발생하는 평활근종으로 전체의 약 3분의 2를 차지하며 대부분 증상이 없고 암으로

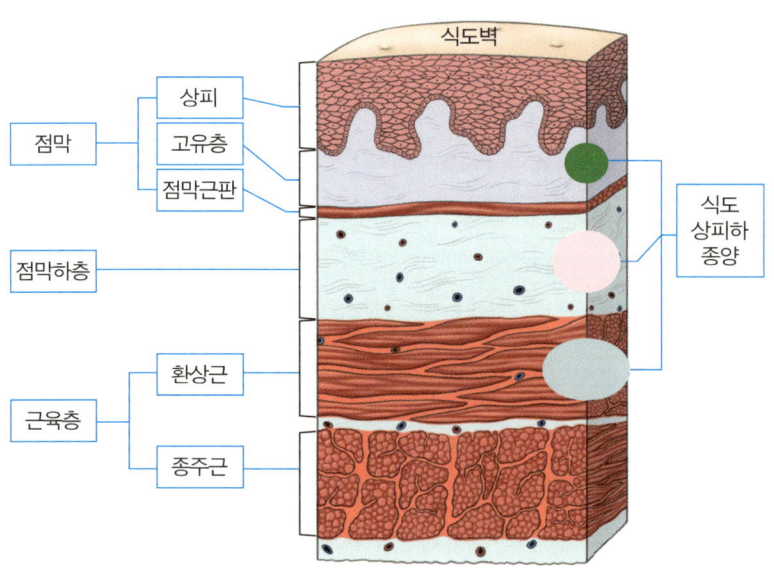

〈그림 42〉 식도벽의 구조

진행되는 경우는 극히 드물기 때문에 정기적인 내시경 검사로 경과 관찰만 받으면 된다.

식도상피하 종양의 유병률과 증상

식도상피하 종양의 정확한 유병률은 잘 알려져 있지 않으나 국내외 보고를 종합해보았을 때 약 0.4~0.6%(1,000명당 4~6명)인 것으로 알려져 있다. 식도상피하 종양은 대부분 증상이 없어 내시경 검사에서 우연히 발견되는 경우가 많다. 간혹 식도상피하 종양의 크기가 큰 경우에는 음식물을 삼키기 어려운 연하곤란 증상을 유발할 수 있다.

식도상피하 종양의 진단

식도상피하 종양을 진단하는 데 가장 기본적인 검사는 내시경이다. 내시경 검사에서 식도 점막 표면은 정상인데 식도 내부로 돌출된 부분이 있으면 식도상피하 종양을 의심하게 된다. 다만 이런 경우 식도 외부의 혹이나 정상 구조물인 기관, 대동맥 등 식도 주변장기들이 식도를 압박해서 돌출된 것인지 식도상피하 종양에 의한 것이지 감별하는 것이 중요하다.

식도상피하 종양은 이름처럼 상피 밑에 위치해 있어 일반 조직검사로는 진단할 수가 없다. 왜냐하면 조직검사 시에는 상피조직을 채취해 진단하게 되는데 상피하 종양은 상피 밑에 있으므로 조직검사를 해도 종양 조직을 얻을 수 없기 때문이다.

식도상피하 종양 감별에 가장 유용한 검사는 내시경초음파 검사다. 내시경초음파 검사는 내시경 끝에 초음파 기계가 달려 있어 내시

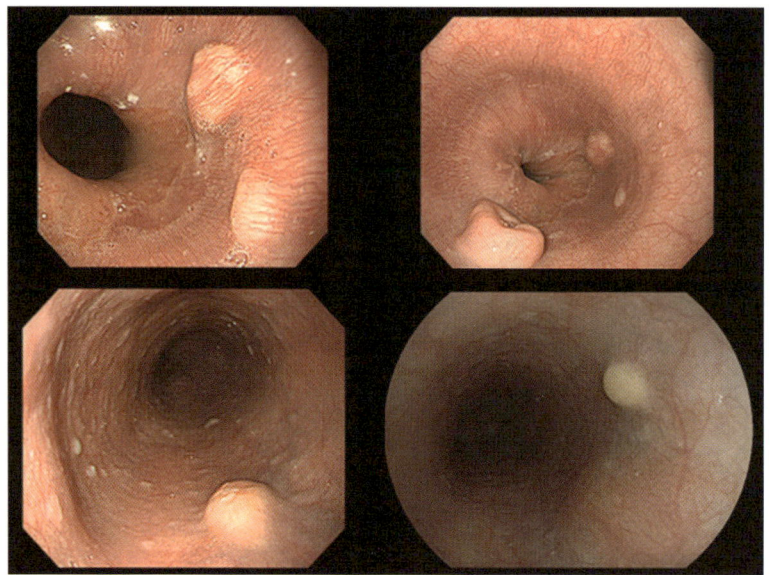
〈그림 43〉 다양한 형태의 식도상피하 종양

경 검사를 하면서 초음파를 이용해 식도벽을 투과해서 관찰이 가능하다. 따라서 내시경초음파 검사는 식도상피하 종양이 시작된 위치와 내부 형태와 크기를 정확히 관찰할 수 있어 식도상피하 종양의 감별진단과 향후 치료를 결정하는 데 매우 도움을 주는 검사다.

식도상피하 종양의 치료

대부분의 식도상피하 종양은 증상을 유발하지도 않고 악성으로 진행하는 경우가 드문 것으로 알려져 있기 때문에 특별한 치료가 필요 없이 정기적으로 내시경 검사만 받으면 충분하다. 그러나 1센티미터 이상으로 크기가 큰 경우에는 내시경초음파 검사를 통해 식도상피하 종양을 보다 세밀히 검사받는 것이 필요하다. 증상이 있거나 크기가 큰 경우에는 내시경적 절제술이나 수술적 제거가 필요하기도 하지만 이런 경우는 매우 드물다.

FAQ : 이것이 궁금해요

Q 40세 남자입니다. 얼마 전 건강검진에서 식도에 상피하 종양(점막하 종양)이 발견되어 정밀 검사가 필요하다는 말을 들었습니다. 위험한 병인가요? 또 꼭 수술해야 하나요?

A 식도상피하 종양은 식도상피 아래에 있는 여러 가지 종류의 혹을 말합니다. 거의 대부분은 제거할 필요가 없고 정기적으로 종양의 변화를 관찰하는 것으로 충분합니다.

수술적 제거가 필요한지를 판단하기 위해서는 위내시경 검사로 종양의 크기, 표면의 형태(단단한지 부드러운지), 종양이 바닥에 단단히 붙어 있는지 등을 관찰합니다. 그리고 내시경초음파라는 특수 검사를 통해 일반적인 위내시경 검사로는 보이지 않는 상피 아래에 위치한 종양의 크기나 형태를 파악합니다. 필요시에는 조직검사를 하기도 합니다.

위와 같은 과정을 거쳐 악성의 가능성이 있는 경우에는 내시경을 이용한 절제술을 시행하기도 하며, 크기가 매우 큰 경우에는 흉강경을 통해 수술적 제거를 하기도 합니다. 그러나 식도상피하 종양의 대부분은 크기가 1센티미터 이하로 작고 증상을 일으키지 않으며 진행하지 않는 양성 질환입니다. 따라서 식도상피하 종양 대부분은 치료를 필요로 하지 않는 위험하지 않은 병입니다.

Q 식도에 상피하 종양이 관찰되니 내시경초음파라는 검사를 받으라고 합니다. 이미 내시경 검사를 받았는데 내시경초음파를 꼭 받아야 하나요?

A 일반 내시경은 식도 점막의 표면(상피)밖에 관찰할 수 없기 때문에 식도암의 경우 점막 밑으로 암이 얼마나 침투했는지와 상피 밑에서 발생하는 상피하 종양의 경우 상피하 종양이 발생한 정확한 위치와 모양이나 크기를 알 수는 없습니다. 마치 우리가 아무리 우리의 배를 열심히 관찰한다 해도 뱃속에 있는 간이나 쓸개에 이상이 있는지를 알지 못하는 것과 같습니다. 또한 점막 표면에 생기는 종양, 염증, 궤양 등은 내시경 검사 시 바로 조직검사를 시행해서 정확한 진단을 할 수 있지만, 상피하 종양은 상피 밑에 존재하기 때문에 일반적인 조직검사로 진단할 수 없습니다. 뱃속에 있는 간과 쓸개를 초음파를 이용해서 관찰할 수 있듯이 내시경초음파는 내시경 끝에 초음파 기계가 달려 있어 내시경 검사를 하면서 초음파로 식도벽을 투과해서 식도벽 내부에 위치한 상피하 종양이 시작된 위치와 내부 형태와 크기 및 침투 깊이를 정확히 관찰할 수 있고 필요 시 특수 바늘을 이용해 조직검사를 할 수도 있어 식도상피하 종양의 감별 진단과 향후 치료를 결정하는 데 매우 도움을 주는 검사입니다. 위내시경과 마찬가지로 목을 통해 내시경 기계를 넣어 검사를 하며 검사 시간은 약 20~30분 정도 소요됩니다.

그러나 모든 식도상피하 종양이 다 내시경초음파 검사가 필요한 것은 아닙니다. 일반적으로 크기가 1센티미터 이하로 작은 상피하 종

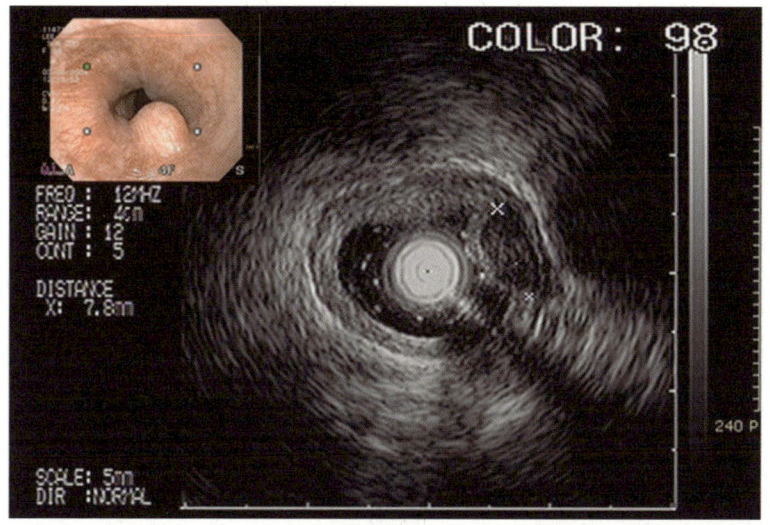

〈그림 44〉 내시경초음파는 위의 사진처럼 한쪽으로는 내시경을 보면서 초음파 검사를 같이 시행할 수 있다. 내시경초음파로 내시경에서 관찰되는 식도 내부로 돌출된 혹 모양의 상피하 종양의 크기와 발생위치를 정확히 알 수 있다.

양은 대부분 양성이고 증상을 일으키지 않기 때문에 내시경초음파 검사가 필요 없이 정기적으로 내시경만 받으면 충분합니다.

 식도 정맥류

식도 정맥류란?

식도 정맥류Esophageal varix는 정상에서는 보이지 않는 식도 점막 아래의 가는 혈관들이 확장된 것이다. 내시경 검사에서 관찰되는 형태에 따라 작은 식도 정맥류, 중등도, 큰 식도 정맥류 3단계로 〈그림 45〉처럼 분류할 수 있다.

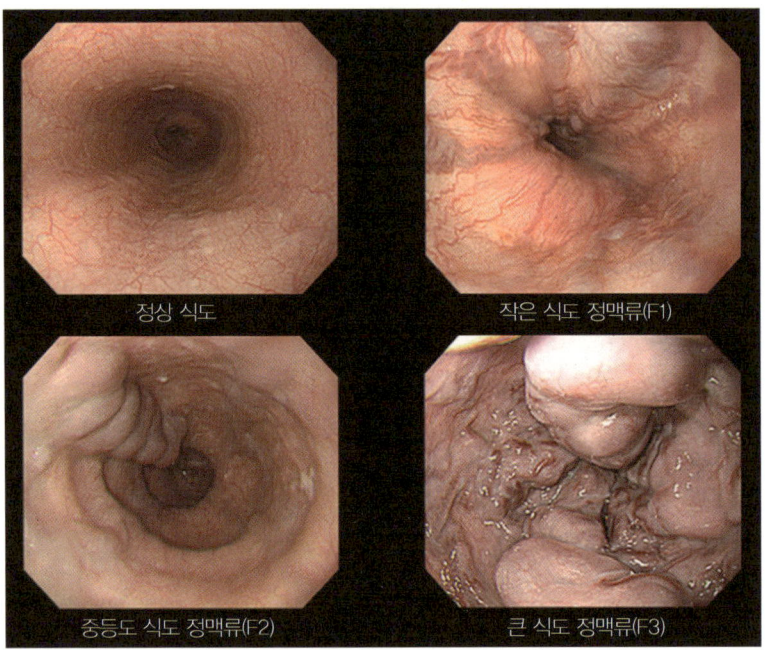

〈그림 45〉 다양한 식도 정맥류

작은 식도 정맥류는 가는 혈관들이 확장된 것이 마치 지렁이가 기어가는 것처럼 보인다. 중등도 식도 정맥류는 확장된 혈관들이 염주알 모양으로 보이며 큰 식도 정맥류는 확장된 혈관들이 식도 내부로 불룩 튀어나와 식도 내부를 거의 다 채울 것처럼 보인다.

식도 정맥류가 생기는 원인

정상적으로 비장과 소화기관(위, 소장, 대장)에서 나와 심장을 향해 들어가는 정맥피는 중간에 간문맥이라는 큰 혈관으로 모여서 간으로 들어간다. 간은 이렇게 간문맥을 통해 들어온 소화기관과 비장의 정맥피로부터 영양분을 대사해서 저장하고 독성물질을 처리한 후 심장으

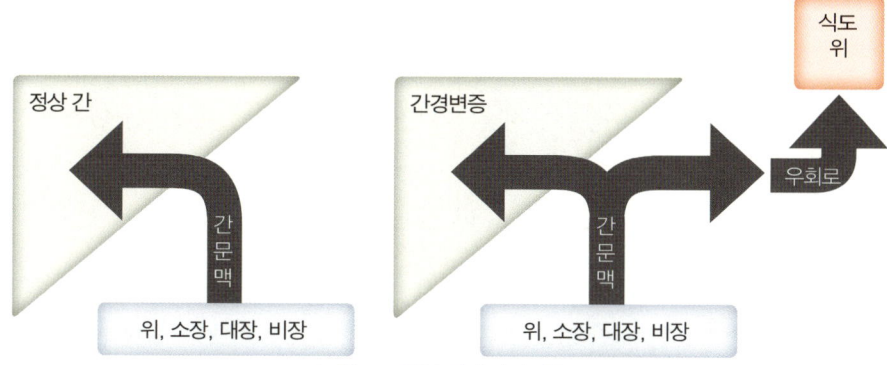

〈그림 46〉 정상 간과 간경변증

로 보내게 된다. 그러나 간경변증과 같이 간이 굳어서 딱딱해지는 병이 생기면 간문맥의 압력이 높아지게 된다. 하수구가 좁아지면 배수되는 물이 고이다가 넘치듯이 간문맥의 압력이 상승되면 소화기관과 비장으로부터 들어오던 정맥피가 정체가 되어 간으로 잘 못 들어가다가 점차 심장으로 가는 우회로를 찾아 다른 방향으로 흐르게 된다.

이렇게 간으로 들어가야 하는 정맥피가 제 갈 길로 갈 수 없어 새로 찾은 우회로가 식도벽과 위의 정맥들이다. 이런 경우 정상적으로 잘 보이지 않던 식도나 위의 정맥들로 많은 양의 정맥피가 흐르게 되면서 혈관들이 확장되게 된다. 이것이 식도나 위의 정맥류들이다. 특히 식도벽의 가는 정맥은 높은 압력을 견디도록 만들어져 있지 않으므로 혈류량이 많아질 경우 확장되어 정맥류를 잘 형성한다.

식도 정맥류의 증상

식도 정맥류는 그 자체로는 아무 증상을 일으키지 않다가 늘어난 혈관인 식도 정맥류가 터져 출혈을 일으킨 경우에 비로소 증상을 나타낸다. 식도 정맥류가 터지면 대량의 출혈을 일으켜 검붉은 피를 토하고 검은색의 혈변을 본다. 어지럼증이 생기고 심하면 의식을 잃게 된다. 식도 정맥류는 진단되면 25~30%에서 1년 이내에 출혈을 경험하게 되며 출혈이 생기면 사망률이 15%에 달하고 재출혈의 빈도도 1년 이내에 80~95%에 달하는 무서운 응급 질환이다.

따라서 식도 정맥류 출혈이 생기면 지체없이 응급실로 환자를 이송해야 하며 본인이 직접 운전을 해서는 절대 안 된다. 119에 연락해서 환자를 옆으로 눕혀 토한 피가 기도를 막지 않도록 하며 최대한의 안정을 취하며 이송해야 한다. 다시 한 번 강조하지만 식도 정맥류 출혈은 초응급상황이다.

식도 정맥류의 치료

만성 간염에 의한 합병증으로 간이 굳어지는 질환인 간경변증 환자의 90%에서는 시간이 지남에 따라 식도 정맥류가 생긴다. 그러나 내시경 검사에서 식도 정맥류가 관찰된다고 무조건 치료가 필요한 것은 아니다. 왜냐하면 식도 정맥류는 위치, 크기, 색깔, 정맥류의 모양, 간질환의 심한 정도와 과거 식도 정맥류 출혈 여부 등에 따라 출혈의 위험도가 다르기 때문이다. 식도 정맥류는 하부식도부터 생겨서 심해질수록 상부로 올라간다. 크기는 처음에는 가늘고 직선의 혈관이 보이다가 심해지면 굵어지고 염주 모양의 결절을 형성해간다. 색깔은 백색에서 심해질수록 청색을 띠게 된다. 출혈이 임박한 식도 정맥류의 표면에는 적색의 반점이 나타난다.

결론적으로 작은 식도 정맥류의 경우는 출혈의 위험도가 매우 낮으므로 특별한 치료는 필요 없다. 그러나 간기능이 매우 떨어져 있는 간경변증 환자에게서 발생한 크기가 큰 식도 정맥류의 경우는 출혈의 위험도가 매우 높아지게 되므로 치료가 요구된다. 따라서 식도 정맥류가 발견되면 출혈의 위험도가 어느 정도 되는지 판정하고 치료 계획을 세워야 한다.

만약 출혈의 가능성이 있다고 판단되면 출혈을 예방하기 위해 식도 정맥류의 압력을 떨어뜨릴 수 있는 약물을 투여한다. 여기에는 혈압약으로도 사용되는 베타차단제의 일종인 프로프라놀올propranolol이 주로 사용된다. 프로프라놀올은 정맥류 내의 압력을 떨어뜨려 정맥류 출혈의 위험성을 45~50%까지 줄일 수 있다. 그러나 부작용으로 맥박이 느려지고 혈압이 떨어지는 심혈관계부작용, 피로감, 어지럼증 등이 생길 수 있고 천식 환자에게서는 병을 악화시킬 수 있는 위험이 있어 용량은 환자의 상태에 맞추어 조절해야 한다. 그리고 무엇보다 식도 정맥류의 원인인 간질환이 더 악화되지 않도록 금주를 하고 철저하게 관리를 받는 것이 매우 필요하다.

약물치료 이외에 내시경을 이용해 식도 정맥류를 고무밴드로 묶어 없애는 밴드결찰술과 주사용 경화제를 식도 정맥류에 주입해 치료하는 경화요법도 식도 정맥류의 치료에 많이 사용된다.

FAQ : 이것이 궁금해요

Q B형 간염 보균자인 저희 아버지는 술도 매우 좋아하십니다. 얼마 전 병원에 모시고 가 정기검진을 받았더니 간경변과 식도 정맥류가 관찰되니 정기적인 검사를 받으라고 합니다. 지금 당장 치료받아야 하는 것인가요?

A 식도 정맥류는 식도 혈관이 비정상적으로 부풀어올라 내시경 검사에서 푸른색의 꽈리처럼 보이는 병입니다. 만성 B형 간염, 만성 C형 간염으로 간경변이 생긴 환자나, 술을 오랫동안 먹어서 지방간, 알코올성 간염을 거쳐 간경변까지 진행한 환자에게서 발생합니다. 부풀어오른 혈관이 찢어지면서 출혈이 생기면 입으로 피를 토하거나 검은색 변을 보게 되는데 생명을 위협하는 응급상황이 벌어질 수 있습니다.

위내시경 검사로 식도 정맥류의 크기, 모양, 색깔을 자세히 관찰해 출혈의 위험이 높다고 판단되면 내시경을 이용한 치료를 통해 정맥류의 크기를 줄이거나 없애 출혈을 예방하기도 하며, 심하지 않을 때는 베타차단제라는 약을 복용해 출혈 예방을 시도하기도 합니다. 매우 심한 정맥류 출혈 때는 수술적인 방법을 동원하기도 합니다.

물론 아버님의 경우처럼 이제 막 시작된 초기 정맥류의 경우에는 치료보다는 정기적인 검사로 변화를 관찰하는 경우도 있습니다. 왜냐하면 정맥류의 치료도 어느 정도는 위험성이 있기 때문에 출혈의 위험이 거의 없다고 판단되는 경우에는 무리해서 치료를 시도하지는 않습니다.

식도 정맥류의 치료 이전에 정맥류의 원인인 간경변을 일으킨 원인을 찾아 이를 적극적으로 치료하는 것도 매우 중요합니다. 이를테면 음주가 원인인 경우는 술을 먹지 말도록 해야 합니다. 활동성 B형 간염인 경우에는 항바이러스제를 투여해 간경변의 진행을 막는 시도를 하게 됩니다. 금주와 항바이러스제 치료는 추후 간암의 발생도 줄여줄 수 있습니다.

모든 치료를 하더라도 간경변은 기본적으로 조금씩 나빠질 수 있는 병이기 때문에 간초음파와 혈액검사를 통해 간의 상태를 정기적으로 살펴야 합니다. 위내시경 검사를 통해 식도 정맥류의 변화를 잘 관찰해야 합니다.

Q 식도 정맥류가 터지면 위험하다던데 음식은 어떻게 조심해야 하나요?

A 식도의 정맥이 비정상적으로 부풀어오른 상태이기 때문에 상처입기 쉽고, 그 상처에 의해서 혈관이 찢어지게 되면 대량의 출혈이 발생해 매우 위험합니다. 따라서 땅콩, 호두, 뼈째 먹는 생선, 얼음 조각 등 딱딱하거나 날카로운 음식은 혈관에 상처를 주기 쉬우므로 피하는 것이 좋습니다.

또한 크기가 큰 알약은 충분한 양의 물과 함께 복용한 후 10분 이내에는 눕지 않아야 합니다. 고기나 떡 등을 충분히 씹지 않고 삼키는 것도 위험할 수 있습니다. 엿이나 캐러멜 등 끈적거리는 음식은 약해진 식도 정맥류에 달라붙게 되면 상처를 줄 수 있으므로 조심해야 합니다. 그리고 과식 또는 급하게 먹는 식사습관은 당연히 피해야 합니다.

정맥류 출혈을 환자가 미리 느낄 수는 없습니다. 출혈이 많을 때는 입으로 피를 토하기 때문에 바로 알 수 있지만 소량의 출혈이 지속적으로 있을 경우에는 입으로 피를 토하는 증상 대신 혈압이 떨어지거나 빈혈이 와서 어지럽기도 하고 대변이 자장면처럼 새까맣게 나오므로 항상 변 색깔을 확인하시는 것이 도움이 됩니다.

Q 하지 정맥류와 식도 정맥류는 비슷한 것인가요?

A 모양은 같지만 생기는 원리는 조금 다릅니다. 다리의 정맥 피는 중력을 거슬러올라 심장으로 돌아가야 하기 때문에 한쪽 방향으로만 피가 흐르도록 정맥 내에 판막이 있습니다. 그러나 오래 서 있거나 앉아서 일을 하는 사람들은 이 판막이 손상될 수 있습니다. 판막이 제 기능을 못하면 피가 역류하게 되고 저류된 피가 혈관을 확장시켜 피부 밑에 튀어나오게 됩니다. 이것이 하지 정맥류입니다.

간경변증 등 만성 간질환에 의해서 간이 굳어지면 간문맥의 압력이 높아져 정상적으로 간으로 들어가야 하는 혈액이 간으로 잘 못 들어가게 됩니다. 간으로 못 들어가는 혈액은 다른 쪽으로 우회하면서 식도벽의 가는 혈관으로 몰리게 되어 식도 정맥의 확장을 유발합니다. 이것이 식도 정맥류입니다. 즉 하지 정맥류와 식도 정맥류는 이름과 혈관이 확장된 모양은 비슷하지만 생기는 원인이나 위험성은 전혀 다릅니다.

Q 간경변증의 합병증으로 발생된다는 정맥류가 식도가 아닌 위에도 생길 수가 있나요?

A 간문맥의 압력이 증가해서 간으로 들어가는 혈액이 정체되다 보면 간이 아닌 다른 우회로를 찾아서 심장으로 들어가게 됩니다. 이때 우회로로 주로 사용되는 장기가 식도와 위이고 이렇게 비정상인 혈류의 증가로 정상 식도 정맥이나 위의 정맥이 매우 확장된 것이 식도나 위의 정맥류입니다.

간문맥의 압력이 증가할 경우 대부분은 식도 정맥류가 생기나 일부에서는 식도와 연해 있는 위에 정맥류가 같이 생기거나 또는 식도의 정맥류가 없이 주로 위장에만 정맥류가 생기는 경우도 있습니다. 또한 식도나 위보다는 드물지만 우회로가 십이지장이나 직장에 생겨 십이지장 정맥류나 직장 정맥류가 발생될 수도 있습니다. 일반적으로 위 정맥류는 식도 정맥류보다 크기가 크기 때문에 터지는 경우 대량의 출혈을 일으킬 수 있고 치료도 식도 정맥류보다 어렵습니다.

Q 식도 정맥류를 일으키는 질환에는 어떤 것들이 있나요? 간경변증이 유일한 원인인가요?

A 간으로 들어가는 혈관인 간문맥의 압력을 증가시키는 모든 질환은 장기적으로 식도 정맥류를 발생시킬 수 있습니다. 간문맥의 압력을 증가시키는 질환에는 간경변증뿐만 아니라 간암, 간문맥 혈전, 간정맥 혈전 등 여러 질환이 있습니다. 따라서 처음 식도 정맥류가 발견되었을 경우에는 어떠한 원인에 의해 식도 정맥류가 생겼는

지를 찾아내는 것이 매우 중요합니다.

말로리-바이스 증후군

말로리-바이스 증후군이란?

말로리-바이스 증후군Mallory-Weiss syndrome은 심하게 구역질이나 구토를 하다가 위와 식도가 연결된 부위의 식도 점막이 찢어지면서 피를 토하는 질환이다. 1929년 말로리Kenneth Mallory와 바이스Soma Weiss라는 두 명의 의사가 술꾼들이 과음으로 구토를 하면서 피를 토하는 것을 관찰해 처음 보고했기 때문에 두 사람의 성을 따라 병의 이름이 지어지게 되었다.

유발 원인으로는 과음 후 구토를 하면서 생기는 경우가 많지만 그

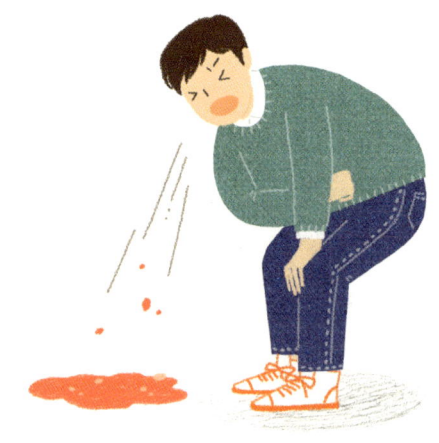
〈그림 47〉 심한 구토에 의해서 식도 점막이 찢어지면서 피가 난 모습

외에도 복압이 올라갈 수 있는 여러 상황에서 생길 수 있다. 분만, 간질 발작, 심한 기침, 배변 시 과도한 힘주기, 무거운 물건 들기 등에서도 생길 수 있고 복부를 주먹으로 가격당하는 것과 같은 외상에서도 생길 수 있다. 의료 행위와 관련해서는 심폐 소생술을 위해 심장 마사지를 하는 경우, 위내시경 검사 중에 구역질을 하거나 대장내시경 검사를 위해 전처치약을 먹다가 토하는 경우 등 복압이 올라갈 수 있는 여러 상황이 유발 원인이 된다.

말로리-바이스 증후군의 증상

전형적인 증상은 심한 구토를 하다가 갑자기 식도 점막이 찢어지면서 출혈이 발생되어 구토한 내용물에 피가 섞여 나오는 것이다. 명치 근처나 등 쪽으로 통증이 발생되기도 한다. 대부분의 환자는 구토를 몇 번 하다가 갑자기 피가 나왔다고 이야기를 한다. 식도 점막이 찢어지는 부위는 위와 식도가 연결되는 곳 근처이며 보통 1~3센티미터 길이로 찢어진다.

대부분의 경우에는 식도 표면에 있는 점막층만 찢어지는 얕은 상처만 생기나 드물게는 깊고 큰 상처가 생기기도 한다. 말로리-바이스 증후군에 의한 출혈은 대부분 자연히 멈추지만 식도 혈관이 손상되어 대량의 출혈이 생기는 경우도 종종 있다. 이런 경우에는 수혈과 내시경을 이용한 치료가 필요하다. 특히 간 질환으로 문맥압이 상승되어 있는 환자나 지혈을 방해하는 질환이 있거나 약제를 복용하는 환자에게서는 출혈 양도 많고 재출혈도 잘 일어난다.

말로리-바이스 증후군의 진단과 치료

진단은 위내시경 검사가 가장 빠르고 정확한 방법이다. 내시경으로는 위장에 고여 있는 혈액의 양을 확인해서 출혈의 정도를 짐작할 수 있고 열상이 일어난 부위를 직접 관찰해 상처의 위치와 심한 정도를 알 수 있다. 더불어 출혈이 진행되고 있으면 검사 중에 바로 지혈술을 시도할 수 있다.

말로리-바이스 증후군은 대부분 특별한 치료를 하지 않아도 저절로 호전된다. 그러나 일부에서는 혈관이 노출되어 대량의 출혈을 하거나 지속적으로 출혈하거나 재출혈의 위험이 높은 경우가 있다. 이때는 내시경을 통한 치료가 필요하다. 그러나 대부분의 말로리-바이스 증후군에서 보이는 출혈은 양이 적고 저절로 멈추기 때문에 내시경 시술까지 필요한 경우는 드물다.

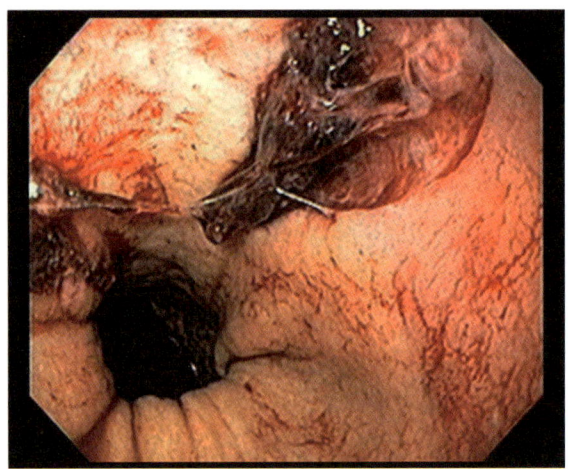

〈그림 48〉 말로리-바이스 증후군의 모습. 심한 구토로 인해 식도 점막에 깊은 열상이 생기고 혈관이 노출된 말로리-바이스 증후군 예이다.

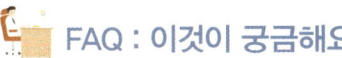
FAQ : 이것이 궁금해요

Q 말로리-바이스 증후군은 어떤 경우에 잘 발생하나요?

A 말로리-바이스 증후군은 식도열공에 의한 탈장이나 위축성 위염이 있는 경우 좀 더 잘 생긴다고 알려져 있습니다.

Q 말로리-바이스 증후군을 예방할 수 있습니까?

A 말로리-바이스 증후군의 발생 원인은 심한 구역질이나 구토입니다. 우리나라에서 일반인들이 심한 구역질이나 구토를 하게 되는 가장 많은 요인은 과음입니다. 따라서 과음을 피하는 것이 궁극적으로는 가장 중요한 예방책이 될 수 있습니다.

Q 구토를 심하게 하다 보면 식도 점막이 찢어지는 말로리-바이스 증후군보다 더 심한 질환이 발생할 수도 있나요?

A 말로리-바이스 증후군은 구토에 의해서 식도 점막만 찢어지는 병입니다. 그러나 아주 드물게는 극심한 구토로 인해 식도벽 전부가 파열되는 응급상황이 발생하기도 하는데 이런 경우를 뵈르하베 증후군Boerhaave syndrome이라고 부릅니다. 식도는 장막se-rosa이 없기 때문에 식도에 구멍이 나는 천공이나 식도가 터지는 파열이 위나 대장 등 다른 소화관보다 잘 일어날 수 있습니다. 식도가 터지게 되면 위의 음식물 등이 터진 틈으로 새면서 식도 바깥에 있는 심장과 폐가 있는 흉강으로 들어가 염증을 일으킬 수 있습니다. 이런 경우 호흡곤란과 동반된 흉통 또는 상복부 통증이 나타날 수 있는데 이는 매우 위험한 응급상황으로 응급 수술이 필요합니다.

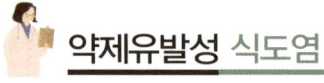 **약제유발성 식도염**

약제유발성 식도염Pill induced esophagitis이란?

식도는 정상적으로 중간쯤 되는 부분이 좁아진다. 이는 식도 바깥쪽에 기관지가 지나가면서 밖에서 식도를 누르기 때문에 좁아지는 것인데 이를 생리적 협착부라고도 부른다. 이렇게 좁아져 있어도 평소에는 음식물이 걸리는 등의 문제가 생기지는 않는다. 하지만 알약을 먹고 물도 제대로 마시지 않거나 바로 누워버리게 되면 좁아진 부위에 알약이 걸릴 수가 있다.

알약이 식도에 걸린 상태로 시간이 지나다 보면 약 자체가 부식성이 있어 점막을 직접 손상시키기도 하고 약이 녹으면서 강산, 강알칼리, 고삼투압 물질이 나와 국소적인 자극을 주어 염증과 궤양을 일으킬 수 있다. 또한 알약 자체가 식도 점막을 압박해서 손상을 줄 수도 있다. 이렇게 알약에 의해서 식도 점막이 허는 궤양이 생기면 심한 흉통이 발생될 수 있다. 특히 음식물을 삼킬 때 통증을 심하게 느끼게 된다.

약제유발성 식도염의 증상 및 진단

증상은 가슴 중앙의 흉골 뒤쪽으로 통증과 쓰림(60%), 삼킬 때 통증(50%), 연하곤란(40%)이 흔히 나타난다. 이런 증상은 알약을 삼킨 지 수 시간 내에 나타나며 환자는 대부분의 경우에 스스로 알약을 적은 물과 함께 먹고 바로 누워버린 것을 기억한다. 간혹 심한 궤양이 생겨 토혈, 복통이 생기거나 먹지 못해 체중 감소가 생기기도 한다.

진단은 환자가 가능성 있는 약제를 복용한 병력과 복용 당시의 이야기를 듣고 짐작할 수 있다. 그리고 내시경 검사로 알약에 의해 유발된 특징적인 식도 염증과 궤양을 확인할 수 있다. 궤양은 알약이 접촉한 부위에 생기므로 주로 식도가 구조적으로 좁아져 있는 대동맥궁 근처에 경계를 지을 수 있는 궤양이 원형의 배열을 보이며 나타난다. 알약과 접촉되지 않은 식도는 정상이므로 궤양의 주위 점막은 대부분 정상으로 보인다.

약제유발성 식도염의 치료와 예방

예후는 수일 내에 특별한 치료 없이도 잘 낫는다. 그러나 원인이 되었던 약제는 복용을 가능하다면 중단하고 불가능하다면 액체 성분으

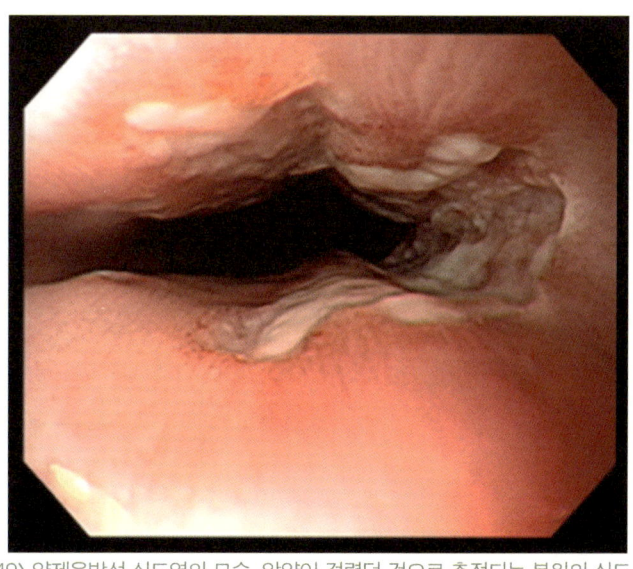

〈그림 49〉 약제유발성 식도염의 모습. 알약이 걸렸던 것으로 추정되는 부위의 식도 점막이 헐어서 궤양이 형성되어 있다. 그렇지만 이 부위를 제외한 주변 점막은 정상으로 보인다.

로 먹는 것이 좋다. 위산을 억제하는 약이나 점막 보호를 위한 약제를 복용하는 것은 효과가 명확하지 않지만 위산 역류 질환이 동반되어 있는 경우는 산에 의한 자극이 상처를 더 악화시키는 것을 방지하기 위해 투약을 하면 도움이 된다.

약제유발성 식도염을 예방하기 위해서는 약을 먹을 때 충분한 물을 마셔야 한다. 한 컵 정도의 물과 함께 복용하고 약이 식도를 통과할 동안인 15분~30분 정도 앉은 자세로 있는 것이 좋다. 또 입이 바짝 말라 있을 경우에는 물을 한 모금 마셔 식도를 미끄럽게 해두고 약을 먹는 것이 도움이 된다. 특히 과거에 식도질환 병력이 있는 사람은 더욱 조심해야 한다. 또한 약 복용 시 물 한 컵(240밀리리터) 이상을 마셔야 한다.

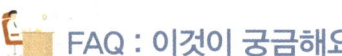

FAQ : 이것이 궁금해요

Q 약제유발성 식도염을 잘 일으키는 약이 따로 있나요?

A 약제유발성 식도염을 일으키는 가장 많은 원인은 항생제이고 그 다음으로 진통소염제와 일주일에 한 번 먹는 골다공증약이 흔한 원인으로 알려져 있습니다. 특히 항생제로 인한 경우가 전체의 반을 차지할 정도로 많습니다. 그러나 여기서 언급하지 않은 다른 많은 약물들도 충분한 물과 함께 삼키지 않는 경우 약제유발성 식도염을 일으킬 수 있습니다.

Q 약제유발성 식도염이 잘 걸리는 경우는?

A 몸살, 감기로 땀을 많이 흘려 탈수가 있고 잘 먹지도 못해 입이 바짝 말라 있는 상태에서 적은 양의 물로 알약을 삼키고 바로 누워 잠이 든 경우에 식도에 알약이 잘 걸릴 수 있습니다. 또 식도벽과 닿아 있는 좌심실이 커져 있거나 흉부 수술 후에 식도 내강이 좁아져 있는 구조적인 문제가 있을 때 알약이 더 잘 걸릴 수 있습니다. 또한 식도의 연동운동이 떨어져 있는 식도운동질환이 있는 경우에도 알약이 식도에 잘 걸릴 수 있습니다.

Q 약제유발성 식도염의 흉통은 다른 질환의 흉통과 어떻게 다른가요?

A 약제유발성 식도염의 흉통은 주로 음식물을 삼킬 때 발생합니다. 반면 협심증과 같은 심장병에 의한 전형적인 흉통은 힘든 일이나 운동할 때 발생되었다가 쉬면 나아지는 것이 특징입니다. 갈비뼈 사이에 있는 근육이나 가슴 근육 또는 갈비뼈의 연골 부위의 염증에 의한 통증은 몸의 자세를 변환할 경우 유발되는 경우가 많고 가슴 부위를 손가락으로 눌러보았을 때 손가락 끝 부분 크기의 특정 부위에서 통증을 느끼는 경우가 많습니다. 결론적으로 음식물을 삼키는 것과 연관해서 흉통이 발생하면 식도질환을 먼저 의심해야 합니다.

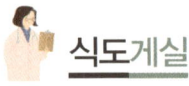 **식도게실**

– 식도게실이란?

식도벽의 일부가 아래 사진처럼 바깥으로 밀려나가 주머니 형태로 확장된 것을 식도게실Esophageal diverticulum이라고 한다.

식도게실은 두 가지 기전에 의해서 발생될 수 있는 것으로 알려져 있다. 첫째는 식도 내부의 압력이 증가해 식도벽의 일부가 근육층 사이로 밀려나가 생기는 경우(압출형)와 둘째는 식도벽 주위의 염증에 의해 식도벽이 잡아당겨져서 생기는 경우(견인형)가 있다. 상부식도괄약근 바로 위쪽에 생기는 젠커게실Zenker's diverticulum과 하부식도괄약근 위쪽에 생기는 횡격막상부게실epiphrenic diverticulum은 압력에 의해 밀려나가서 생기는 게실이며 중부식도의 게실은 결핵과 같은 염증의 후유증으로 식도벽이 당겨져서 생기는 경우가 많다.

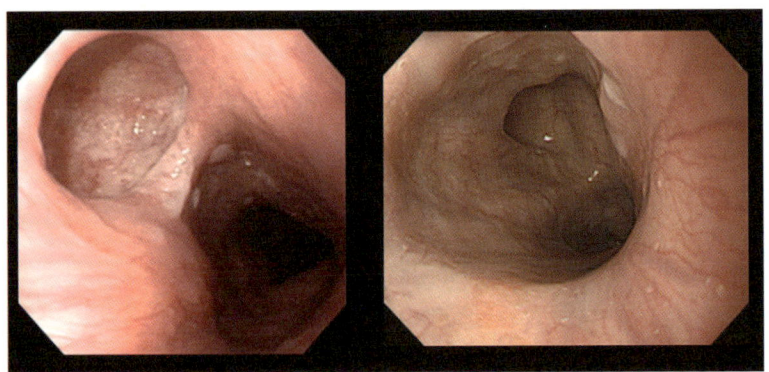

〈그림 50〉 식도게실 내시경 사진

식도게실의 증상과 진단

식도게실은 특별한 증상을 일으키지 않는 경우가 많아서 검진을 위해 실시하는 위내시경이나 바륨조영술 검사 중에 우연히 발견되는 경우가 대부분이다. 그러나 일부에서는 게실 내에 음식물이 저류해 구취를 일으키거나 음식물의 역류로 기침, 목이 쉬는 증상, 흡인성 폐렴 등을 일으키기도 한다.

식도게실의 분류와 치료

젠커게실

젠커게실은 식도 내부 압력이 증가할 수 있는 식도운동장애, 상부 식도괄약근의 기능장애, 역류성 식도염에서 역류된 내용물에 의한 괄약근의 수축과 같은 원인으로 생긴다. 잘 생기는 위치는 식도를 둘러싸고 있는 근육인 윤상인두근과 하인두수축근 사이의 약한 부위로 인두부 점막이 후방으로 돌출되어 생긴다. 주로 나이가 들어서 생기는 질환으로 60세 이상에서 생기고 주로 75세 이상의 고령에서 흔하다. 이유는 모르지만 여성보다는 남성에게서 흔하다.

식도게실은 증상이 없는 경우가 대부분이나 젠커게실은 음식을 삼키기 힘들거나 흉통, 이물감을 일으킬 수 있다. 게실 내부에 음식물, 침, 가래, 알약 등이 저류할 수 있으며 이로 인해서 내용물이 역류해 기침, 흡인성 폐렴이 생길 수 있고 구취가 난다. 게실 주머니가 아주 큰 경우에는 저류된 내용물 때문에 식도가 압박되어 음식을 삼키지 못해 영양실조가 생기는 경우도 있다. 게실 내부에 저류된 음식물과 알약 등의 자극으로 궤양, 출혈도 드물게 생기고 염증이 반복되면 드

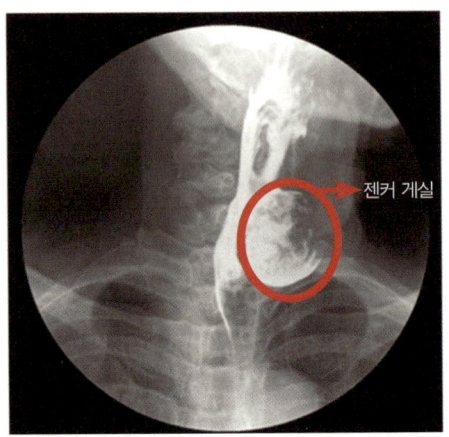

〈그림 51〉 식도조영술 사진 : 주머니 모양으로 옆으로 튀어나온 원으로 표시한 부분이 젠커게실이다.

물게 암 발생의 가능성도 증가한다.

 젠커게실은 상부식도괄약근 근처에 있어 내시경이나 비위장 튜브를 삽입할 때 길을 잘못 찾아 천공이 일어날 수 있는 위험이 있다. 그래서 고령의 환자나 게실이 있는 것을 알고 있는 환자에게 내시경 시술을 할 때는 시야를 확보하면서 조심해서 진행해야 한다.

 치료는 게실이 커서 증상을 일으키거나 흡인성 폐렴과 같은 합병증이 생길 때 필요하다. 수술적 치료로 게실을 절제하거나 고정시키는 방법을 사용할 수 있다. 그러나 젠커게실이 고령의 환자에게 흔한 질병이라 전신 상태가 수술을 하기 어려운 경우가 많으므로 최근에는 내시경을 이용한 치료법이 발전하고 있다. 하지만 증상이 심한 경우에는 우선적으로 수술적 치료를 고려해야 한다.

중부식도게실(견인게실)

중부식도에 생기는 게실은 주로 식도 주위의 염증에 의해 주위 장기와의 유착에 의한 힘으로 식도벽이 당겨져서 생기며 일부에서는 식도운동장애로 과도한 압력에 의해 밀려나가서 생기기도 한다. 주위에 염증을 일으키는 질병으로 가장 흔한 것은 결핵성 림프절염이며 히스토플라스마증과 비호지킨림프종 등이 있다.

중부식도의 견인게실은 압력에 의해 밀려나가서 생기는 게실과 달리 입구가 넓고 주머니가 작다. 게실의 방향도 밑으로 처져 있는 경우보다는 수평 또는 머리 쪽으로 향한 경우가 많아 음식물이 저류하거나 음식물을 삼키는 데 불편감을 느끼는 경우는 드물다. 그러나 일부 게실에서는 음식물 저류로 합병증이 생기기도 한다.

횡격막상부게실 epiphrenic diverticulum

드문 질환으로 위식도 접합부 10센티미터 이내의 하부식도에서 발생한다. 여러 원인으로 식도 내부 압력이 올라가서 생기는 힘과 식도 근육 벽의 약화가 함께 영향을 미쳐 압출형 게실이 생긴다. 식도 내부의 압력을 높일 수 있는 원인들로는 하부식도괄약근의 기능 장애, 식도운동성질환, 식도 협착이나 종양에 의한 기계적 폐쇄 등이 있다. 치료도 게실의 제거와 함께 원인이 되는 질환을 교정하는 것이 동반되어야 한다.

FAQ : 이것이 궁금해요

Q 내시경 검사에서 식도게실이 있다고 합니다. 치료를 받아야 하나요?

A 식도게실은 대부분 증상을 일으키지 않습니다. 따라서 대부분의 식도게실은 치료를 필요로 하지 않습니다. 그러나 음식물을 삼킬 때 가슴 뒤에서 걸려 잘 안 내려가는 연하곤란이나 역류, 흡인성 폐렴 등이 식도게실에 의해서 유발될 경우는 내시경적 치료나 수술적 치료를 고려해봐야 합니다.

Q 게실은 식도에만 생기는 것인가요?

A 게실은 식도뿐만 아니라 위, 십이지장, 대장에도 생길 수 있습니다. 식도게실과 마찬가지로 위장관 다른 곳에 생기는 게실도 대부분 증상을 일으키지 않습니다. 그러나 식도에서는 연하곤란을 일으킬 수 있는 것처럼 위장관에서 발생되는 위치에 따라 각기 다른 증상을 유발할 수 있습니다. 이를테면 대장게실의 대표적인 증상은 게실에서 발생되는 출혈이나 염증입니다.

Q 모든 식도게실은 내시경 검사로 진단이 가능한가요?

A 모든 식도게실이 내시경 검사에서 다 잘 관찰되는 것은 아닙니다. 특히 식도상부괄약근 위쪽에 생기는 젠커게실의 경우 내시경으로 관찰이 어려운 부위에 위치해 있고 또한 입구가 작아 내시경 검사에서 발견을 못하는 경우가 꽤 있습니다. 따라서 식도게실의 경우에는 X선이 투과 못하는 조영제를 마신 후 X선 촬영을 해서 식도

의 모양을 X선 사진으로 확인할 수 있는 식도조영술이 진단에 매우 유용합니다. 특히 식도조영술은 젠커게실의 모양이나 크기 등을 확인하는 데 매우 도움을 줍니다(그림 51 참조).

칸디다식도염

칸디다식도염이란?

칸디다는 입 안에 정상적으로 서식하고 있는 곰팡이(진균)로 식도에도 감염을 일으켜 증식하면서 식도염을 일으킬 수 있다. 이렇게 칸디다라는 진균에 의해서 발생한 식도염을 칸디다식도염Candida esophagitis이라고 한다. 칸디다는 진균성 식도염의 가장 많은 원인으로 알려져 있다. 칸디다식도염은 광범위 항생제를 사용한 경우나 스테로이드 사용, 면역억제제 치료, 악성 종양(특히 백혈병, 림프암) 치료자, 당뇨 환자, 홍반성 루푸스SLE 환자, 에이즈 환자, 알코올중독자와 같이 면역력이 떨어진 경우에 잘 발생한다.

칸디다식도염의 증상

음식물을 삼키기 어려운 연하곤란이나 음식물을 삼킬 때 통증을 느끼는 연하통이 가장 흔한 증상이다. 이외에도 가슴 뒤가 거북하거나 타는 듯한 통증이나 울렁거림, 상복부 불편감, 식후 통증이 발생할 수도 있다. 그러나 아무 증상이 없는 경우도 꽤 많다. 연구에 따라 다르기는 하지만 전체 칸디다식도염 환자의 적게는 20%에서 많게는

60% 이상에서 아무 증상이 없는 것으로 보고되고 있다.

칸디다식도염의 진단 및 치료

진단은 내시경을 통한 조직검사로 확진이 가능하며 하부식도에 잘 생기는 것으로 알려져 있다. 경미한 칸디다식도염은 대부분 증상이 없으며 피로감을 피하고 안정만 취하면 특별한 치료 없이 호전될 수 있다. 그러나 면역력이 저하된 환자에게서 발생한 심한 칸디다식도염은 진균을 치료하는 항진균제를 복용해야 한다.

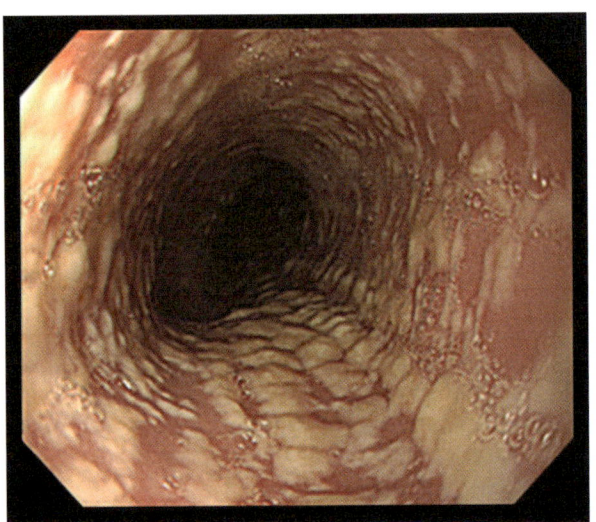

〈그림 52〉 면역력이 떨어진 환자에게서 발생된 심한 칸디다식도염. 칸디다식도염은 위의 사진처럼 하얗거나 옅은 노란색의 물질(플라크)들이 식도 점막 여러 군데에 부착된 것이 특징이다.

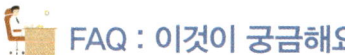
FAQ : 이것이 궁금해요

Q 내시경 검사에서 경미한 칸디다식도염이 발견되었습니다. 칸디다식도염은 면역력이 저하된 경우에 발생하는 것으로 알고 있는데 저는 면역력이 저하될 병은 없습니다. 혹시 저에게 나쁜 병이 숨어 있나 불안합니다.

A 칸디다식도염은 면역력이 정상인 사람에게서도 발생할 수 있습니다. 한 연구에서는 칸디다식도염 환자의 약 20%가 특별한 위험인자가 없는 정상인이었다고 보고했습니다. 따라서 칸디다식도염이 있는 모든 사람들이 다 면역력이 떨어진 것은 아닙니다. 칸디다식도염이 발생되는 기전에는 면역력 이외에도 아직까지 우리가 모르는 다른 이유가 있을 것으로 추정되고 있습니다.

그러나 위의 경우와 달리 경미하지 않은 심한 칸디다식도염이 발생된 경우에는 특별한 병력이 없다고 해도 면역력이 떨어질 수 있는 종양, 당뇨, AIDS 등의 질환들이 있는지 반드시 검사를 받아봐야 합니다.

Q 칸디다식도염이 있는 경우 반드시 치료를 받아야 하나요?

A 내시경 검사에서 경미한 칸디다식도염 소견을 보이면서 이로 인한 식도 증상이 없는 경우에는 특별한 치료가 필요 없습니다. 그러나 면역력이 감소된 환자에게서 심한 칸디다식도염이 발생되었거나 칸디다식도염으로 인해 연하곤란이나 연하통과 같은 식도 증상이 발생한 경우에는 반드시 항진균제 치료를 받아야 합니다.

Q 건강한 정상인에게서 칸디다식도염이 발생하는 빈도는 얼마나 되나요?

A 우리나라에서 시행한 한 연구에 따르면 건강한 성인에게서 칸디다식도염이 발생되는 유병률을 0.32%라고 보고한 바 있습니다. 이러한 연구 결과를 토대로 볼 때 건강한 성인에게서도 칸디다식도염이 발생될 수는 있지만 그 확률은 낮습니다.

바이러스성 식도염
(거대세포 바이러스 식도염, 헤르페스 바이러스 식도염)

거대세포 바이러스 식도염과 헤르페스 바이러스 식도염이란?

식도염을 일으키는 대표적인 바이러스에는 거대세포 바이러스와 헤르페스 바이러스가 있다. 거대세포 바이러스와 헤르페스 바이러스에 의한 식도염은 대부분 후천성 면역결핍증, 장기이식, 골수이식, 항암 치료, 스테로이드 및 면역억제제 복용 환자와 같이 면역력이 저하된 환자에게서 발생하며 정상 면역력을 가진 사람에게서 발생하는 경우는 드물다.

거대세포 바이러스 식도염의 경우 식도 점막이 움푹 파인 상처인 궤양이 중부나 하부식도에 잘 발생되며 그 크기는 수밀리미터에서 2~3센티미터에 이를 정도로 커질 수도 있다. 헤르페스 바이러스에 의한 식도염은 식도 점막에 작은 물집(수포)에서부터 식도 점막이 까진

미란이나 궤양까지 일으킬 수 있다.

거대세포 바이러스 식도염과
헤르페스 바이러스 식도염의 증상

바이러스 식도염의 주요 증상은 음식물을 삼킬 때 통증을 느끼는 연하통과 삼키기 힘든 연하곤란이나 흉통이다.

거대세포 바이러스 식도염과
헤르페스 바이러스 식도염의 치료

거대세포 바이러스 식도염의 경우는 간시클로비르ganciclovir라는 바이러스 치료제를 주사로 맞아야 한다. 헤르페스 바이러스에 의한 식도염의 경우는 증상이나 병변이 경미할 경우 특별한 치료 없이 2주 이내에 저절로 좋아질 수도 있다. 그러나 증상과 병변이 심할 경우에는 헤르페스 바이러스에 대한 항바이러스제인 아시클로비르acyclovir나 발라시클로버valacyclovir를 복용해야 한다.

FAQ : 이것이 궁금해요

Q 내시경 검사에서 거대세포나 헤르페스 바이러스 식도염이 발견된 경우는 추가로 다른 검사가 필요한가요?

A 헤르페스 바이러스 식도염은 면역력이 정상인 사람에게서도 발생할 수 있지만 많은 경우에 면역력이 떨어진 사람에게서 발생합니다. 따라서 특별한 병력이 없는 환자라도 내시경 검사에서 헤르페

스 바이러스나 거대세포 바이러스 식도염이 있는 것으로 확진되면 반드시 면역력을 떨어뜨릴 수 있는 종양, AIDS 등의 질환이 있는지 혹은 면역력에 영향을 주는 약제를 복용했는지를 확인해봐야 합니다.

식도 이물

식도 이물이란?

식도 이물Foreign body in Esophagus이란 정상적으로 우리가 먹는 음식물이나 음식물 속에 들어가 있는 뼈와 가시 또는 동전이나 건전지 등 다양한 이물질이 식도에 걸려 안 내려가는 경우를 총칭하는 말이다. 성인의 경우에는 음식물 속에 들어 있는 생선가시나 뼈 조각 또는 조개껍데기를 모르고 삼키다가 식도에 걸리는 경우가 많으며 연세 드신 노인의 경우에는 부피가 큰 고깃덩어리를 삼키다가 식도에 걸리는 경우가 많고 어린아이들의 경우에는 장난으로 입 안에 동전, 건전지, 장난감, 바둑알, 안전 핀 등을 물고 놀다가 삼킨 후 응급실로 오는 경우가 많다.

정상인들도 생선가시, 조개껍데기 등 날카롭고 긴 물체들이 식도에 걸릴 수 있다. 콩, 고깃덩어리 등 부드러운 물체들은 식도에 걸리는 일이 드물다. 그러나 식도 운동이 떨어진 경우나 식도 수술 후나 심한 역류성 식도염이나 과거에 양잿물을 마셔 그 후유증으로 식도가 좁아지는 협착이 발생된 경우에는 잘 걸릴 수 있다.

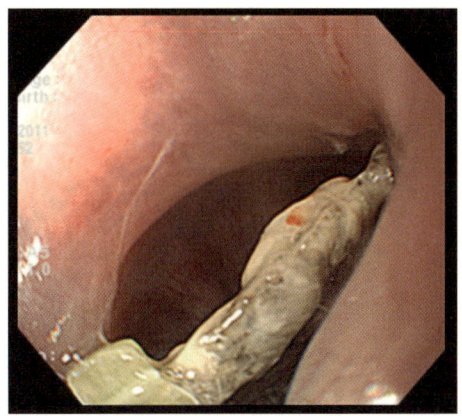
〈그림 53〉 상부식도에 생선가시가 걸려 있는 모습

식도에 이물이 걸리는 위치는 구조적으로 좁은 곳인 상부식도가 전체의 약 85%로 가장 많으며 그다음으로 하부식도가 약 10% 그리고 중부식도가 약 5% 정도 된다.

식도 이물의 증상

이물의 종류 및 크기와 식도에 걸려 있는 시간과 환자의 나이에 따라 나타나는 증상은 다르다. 성인에게서는 정상적으로 음식물을 삼키는 과정 중에 고깃덩어리, 생선가시, 뼈 조각 등이 식도에 걸려 발생되는 식도 이물이 많다. 대부분 가슴 뒤가 답답한 증상이나 흉통 또는 음식물을 삼키지 못하는 연하곤란이나 구토 등을 호소하는 경우가 많다. 그러나 식도에 걸린 물체가 작고 부드러운 물체인 경우 특별한 증상이 없을 수도 있고 자기를 잘 표현 못하는 일부 정신질환자의 경우에는 특별한 증상을 호소하지 않을 수도 있다.

또한 어린 아기들은 주변에 있는 물체들을 입에 넣고 삼키는 습관이 있다. 그러다 보니 주변에 떨어져 있는 동전이나 건전지 등을 삼키는 경우가 많고 이로 인해 식도 이물이 발생했어도 증상을 잘 표현 못하기 때문에 음식물을 거부하며 울거나 구토를 하거나 보채거나 때로는 별 다른 이상 반응을 보이지 않아 식도 이물로 인한 합병증이 발생하기 전까지 미리 알기 어려운 경우가 많다.

이처럼 아기들의 경우 식도 이물이 발생되었어도 부모가 알아채기가 쉽지 않을 수 있으므로 무엇보다 중요한 것은 예방이다. 가장 중요한 예방책은 어린 아기들 주변에서 삼킬 수 있는 작은 물체 등을 치우는 것이다. 만약에 아기들이 이유 없이 보채고 토하거나 잘 안 먹을 때는 주변에 없어진 물체 등이 있나를 확인해보고 조금이라도 어떤 물체를 먹은 것이 의심되면 빨리 병원으로 데리고 가는 것이 현명하다.

식도 이물의 치료

식도 이물 대부분은 내시경 검사를 통해서 제거가 가능하다. 내시경 검사를 하면서 각 이물 종류에 따라 이를 제거할 수 있는 다양한 기구를 사용해서 식도에서 이물을 빼낼 수 있다. 그러나 일부에서는 내시경 검사로 제거할 수 없어 수술적인 방법이 사용되기도 한다.

식도 이물의 합병증

식도 이물이 오랜 시간 식도에 걸려 있을 경우 식도를 압박해서 식도벽에 구멍을 내는 식도천공이 생기고 식도 주변에 있는 장기에 염증을 파급시킬 수 있다. 가장 무서운 합병증은 식도와 대동맥이 접해

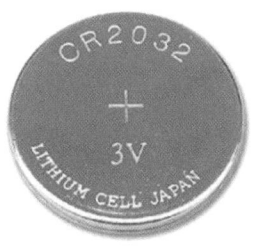

〈그림 54〉 무서운 수은전지! 어린 아이들 옆에는 절대 놓아두면 안 된다!

있는 부위의 식도벽에 구멍이 생기면서 대동맥에도 같이 구멍이 생기는 대동맥 식도누공이다. 이 경우에는 대량의 출혈이 식도로 일어나면서 순식간에 사람이 사망할 수 있다.

식도 이물 중 이런 무서운 합병증을 잘 일으킬 수 있는 것이 날카로운 생선가시와 수은전지다. 생선가시는 면이 칼처럼 날카로워 식도벽에 쉽게 상처를 낼 수 있고 또한 뾰족한 가시는 식도벽을 뚫을 수도 있다. 수은전지는 생선가시와는 다른 기전으로 식도에 손상을 줄 수 있다. 수은전지가 식도에 걸리면 전지 내 전해질의 누출에 의한 부식과 저전압 직류에 의한 화상과 국소 압박의 세 가지 기전에 의해서 빠르게 조직을 괴사시킬 수 있다. 그래서 식도 내 수은전지를 제거했지만 1~2주 후에 치명적인 대동맥 식도누공이 발생해 사망한 경우도 보고되고 있다.

따라서 생선가시나 수은전지에 의한 식도 이물이 의심되면 지체 없이 응급내시경 검사가 가능한 큰 병원 응급실로 가야만 한다.

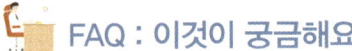
FAQ : 이것이 궁금해요

Q 식도에 음식물이 걸리는 식도 이물은 식도 자체에 문제가 있는 사람에게서만 발생되나요?

A 아닙니다. 식도에 특별한 질환이 없는 사람에게서도 음식물이 식도에 걸릴 수 있습니다. 물론 식도에 음식물이 걸리는 경우, 특히 고깃덩어리가 걸리는 경우는 대부분 연세 드신 분들에게 발생합니다. 그 이유는 연세 드신 분들의 경우 식도에 질병이 없다고 해도 식도의 기능이 젊은 사람들에 비해 저하된 경우가 많고 치아가 안 좋아 음식물을 잘게 씹지 못하는 경우도 많기 때문입니다.

Q 아이들이 수은전지를 가지고 놀다가 삼킨 경우 특별한 증상이 없어도 병원에 데리고 가야 하나요?

A 아이들은 식도 이물이 발생해도 증상 표현을 잘 못하는 경우가 많고 또 실제로 식도 이물이 발생했다고 해도 증상이 초기에는 없는 경우도 있습니다. 따라서 아이들이 표현하는 증상만으로 식도 이물이 발생되었는지를 정확히 판단할 수는 없습니다. 그리고 식도 이물 중 아이들에게서 가장 주의해야 할 것이 수은전지입니다. 수은전지는 겉으로 보기에는 날카로운 부분이 없고 동전과 유사한 형태를 가지고 있어 삼켜도 별로 문제를 초래하지 않을 것 같지만 절대 아닙니다.

수은전지는 제조 과정에서 수은이 사용되어 붙은 이름입니다. 그러나 1990년대 중반 이후로는 수은이 공해물질로 인식이 되면서 수은전지 제조에 더 이상 수은이 사용되고 있지 않습니다.

따라서 수은전지란 이름은 사실 지금의 수은전지에는 맞지 않는 말이나 관례적으로 아직까지 널리 통용되고 있습니다. 지금의 수은전지 내부에는 전류를 만들 수 있는 수산화칼륨과 리듐 등 중금속물질이 있습니다. 이러한 수은전지가 식도에 걸릴 경우 이런 중금속의 전해질이 흘러나와 식도 점막에 자극을 주어 부식을 일으킬 수 있습니다. 또한 수은전지가 식도 점막에 걸려 있을 경우 전류가 흘러나와 전지와 접촉된 면에 전기적 화상을 일으킬 수 있고 접촉된 면에 압력이 가해지면서 이로 인한 추가적인 손상을 일으킬 수 있습니다.

즉 수은전지는 화학적 부식, 전기적 손상, 압박에 의한 압력 손상의 세 가지 기전에 의해서 식도 점막에 손상을 줄 수 있습니다. 따라서 이러한 손상이 발생하기 전에 제거하는 것이 무엇보다 중요합니다. 실제로 식도에 걸린 수은전지를 제거한 후 수일에서 길게는 1~2주 후 식도 점막의 손상에 의해서 식도와 대동맥이 연결되는 곳에 구멍이 발생되어 극심한 출혈이 식도로 일어나면서 순식간에 사망한 여러 증례들이 보고된 바 있습니다.

결론적으로 우선 아이들 주변에는 수은전지를 두면 절대 안 됩니다. 만약에 아이들이 수은전지를 삼킨 것이 의심된다면 증상 유무에 상관없이 지체 없이 응급내시경 검사가 가능한 병원으로 데리고 가야 합니다.

Q 어른들도 식도 이물이 의심되면 바로 응급실로 가야 하나요?

A 모든 경우에 다 응급실로 바로 갈 필요는 없습니다. 고깃덩어리와 같이 부드러운 물체가 걸린 것이 의심되면 낮에는 일단 병원에서 진찰을 받은 후 내시경 검사를 시행받으면 됩니다. 그러나 야간에 식도 이물이 발생한 경우는 아침까지 기다리지 말고 바로 응급실로 가는 것이 안전합니다.

생선가시나 뼈와 같이 날카로운 물체가 식도에 걸린 것 같으면 기다리지 말고 빨리 응급내시경 검사가 가능한 병원의 응급실로 바로 가셔야 합니다. 왜냐하면 시간이 지체될수록 식도 천공과 같은 합병증의 가능성도 높아질 수 있기 때문입니다.

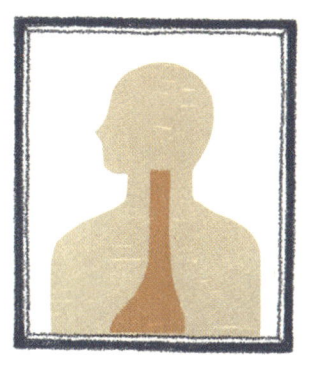
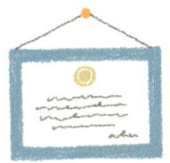

3장

진료실에서 만난 식도질환 환자들 이야기

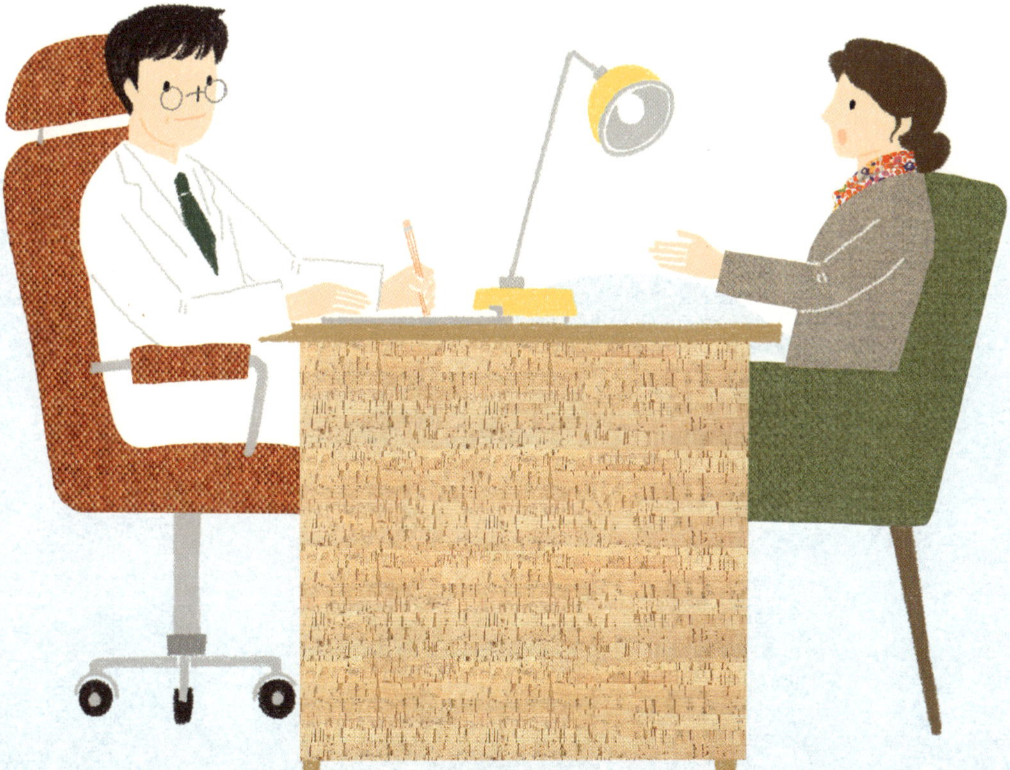

나만 모를 수 있는 '입냄새'

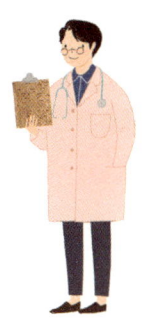

영숙 씨는 남편에게 불만이 많다. 신혼 초부터 "여보~"하며 콧소리를 내며 불러도 들은 척 만 척 고개를 돌렸기 때문이다. '남편은 날 사랑하지 않는 것인가? 아니 나를 아예 무시하나?' 하는 생각이 들어 속상하기도 했다. 하지만 괜한 싸움을 일으키고 싶지 않아 혼자서 꾹꾹 참아왔다. 하지만 오늘 아침, 그동안 참아왔던 영숙 씨의 분노가 드디어 폭발했다. 중요한 집안일을 의논해야 하는데도 남편은 오늘도 얼굴부터 찡그리며 다른 곳으로 고개를 돌렸던 것이다.

"당신, 도대체 내가 무슨 말만 하려고 하면 왜 피하는 거예요? 나한테 불만 있어요?"

그러자 남편도 못 참겠다는 듯이 대꾸했다.

"당신은 당신 입에서 냄새가 심하게 나는 것도 몰라? 나도 참을 만큼 참았다고!"

남편의 말을 들은 영숙 씨는 갑자기 창피해졌다. 하지만 동시에 그런 문제를 솔직하게 말해주지 않고 내뱉듯이 말한 남편에게 서운한 마음도 들어서 더욱 목소리를 높여 말했다.

"여태 나를 피한 이유가 그거였어요? 진작 말해줬으면 좋았잖아요."

"당신도 알고 있는 줄 알았지. 내가 말하면 창피해할까봐 가만히 있었더니 적반하장이 따로 없군!"

"당신만 참았어요? 신혼 초부터 나만 보면 고개 돌리는 당신 보면서 나도 얼마나 서러웠는지 알아요? 어디가 나빠서 그런가 걱정해주고 검사라도 해보라고 병원에 보내줬으면 좋았잖아요."

"그럼 빨리 가서 검사부터 해봐! 나도 더 이상은 못 참겠어!"

"아내를 걱정해주기는커녕 피하기만 하고 무시하고. 나도 못살아요!"

지금까지 남편이 자신을 피한 이유가 입냄새 때문이었다니, 영숙 씨는 창피함과 서러움에 엉엉 울면서 병원으로 달려갔다.

입냄새는 숨을 쉬거나 대화할 때 입에서 나는 악취를 말한다. 2,000년 전에 쓰인 『탈무드』에는 배우자의 입냄새가 심할 경우 법적으로 이혼 사유가 된다고 명시되어 있다. 그리스나 로마의 문서에도 이와 비슷한 문구가 있다고 하니 입냄새에 대한 사회적 관심은 옛날부터 높았던 것을 알 수 있다. 이처럼 입냄새는 흔한 증상이다. 대인관계가 점점 중요시되는 현대사회에서 입냄새 때문에 고민하는 환자들을 자주 보게 된다. 특히 칫솔질이나 구강세정제로 해결이 되지 않을 정도로 입냄새가 심한 환자는 대인기피증, 의욕 상실, 심지어 우울증까지 겪는 경우가 많아 개인뿐만 아니라 사회적으로도 문제가 될 수 있다.

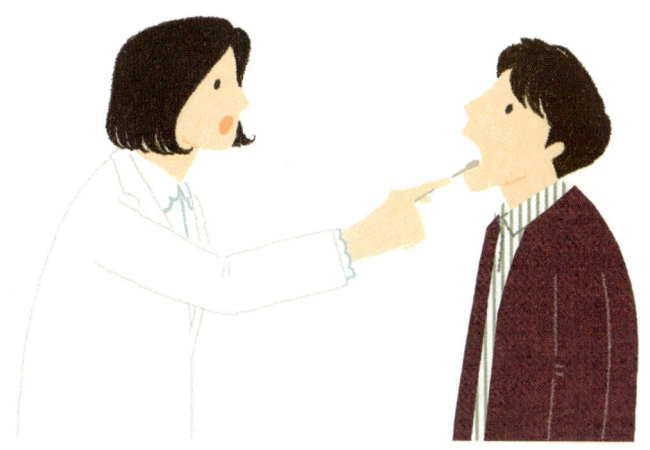

　입냄새는 정상인에게서도 일시적으로 발생하는 생리적 입냄새와 치료가 필요한 병적 입냄새로 구분한다. 생리적 입냄새는 아침에 일어났을 때 느껴지는 입냄새가 대표적이다. 흔히 발생하지만 간단한 칫솔질로도 쉽게 없어지므로 사회생활에 지장을 주지도 않으며 특별한 치료도 필요하지 않다. 그러나 병적 입냄새는 생리적 입냄새보다 지속적이며 칫솔질이나 구강세정제로도 해결되지 않기 때문에 원인에 따라 치료가 필요하다. 이러한 병적 입냄새를 겪는 환자는 전 인구의 25~30%에 이를 정도로 매우 흔하다.

　반면 입냄새가 없는데도 이 증상을 호소하는 경우도 있다. 이를 가상구취라고 하는데 구취공포증처럼 심리적인 원인인 경우가 많다. 이러한 가상구취 환자에게는 일반적인 구취 치료와는 다르게 접근해야 한다.

　입냄새 때문에 내원하는 환자 중 절반 이상은 실제 입냄새가 나지 않는 가상구취 환자라고 한다. 입냄새에 대한 공포 때문에 본인에게서 심한 입냄새가 난다고 느끼는 환자가 많다는 뜻이다. 그러나 정작 입냄새가 심한 환자들은 자신의 입냄새를 느끼지 못하는 경우가 많다. 그러므로 입냄새의 진단에서 가장 중요한 것은 실제 입냄새를 객관적으로 판단하는 것이다. 기본적으로 가족이나 주변 사람들에게 자신의 입냄새를 물어보는 것이 가장 도움이 된다.

의사선생님은 영숙 씨에게 일회용 비닐봉지를 주고 그 안에 숨을 불어넣은 뒤 직접 냄새를 맡아보도록 했다.

"으, 진짜 냄새가 심하네요. 지금까지 전혀 몰랐어요."

"코는 같은 냄새에 금방 익숙해지기 때문에 자신의 입냄새를 직접 알기는 어렵죠."

의사선생님의 설명에 영숙 씨는 고개를 끄덕였다.

이외에도 구강 내의 휘발성 황 화합물을 직접 측정해 입냄새를 수치화할 수도 있다. 입냄새의 원인은 위치에 따라 구강 내와 구강 외로 구분할 수 있다. 입냄새 환자는 대부분 혀의 백태나 치은염과 같은 구강 내의 염증이 원인이다. 역류성 식도염이나 만성 간질환 등 구강 외의 문제인 경우는 10~15%로 비교적 적지만, 구강 내와 구강 외의 원인이 동시에 발생하는 경우도 흔하다.

입냄새와 관련된 구강의 중요한 요소 세 가지는 세균, 타액의 양, 타액 내 단백질 함량이다. 이 요소들의 변화에 따라 입냄새 정도가 변하게 된다. 구강 내 서식하는 세균들 중 300종 이상이 입냄새를 나게 하는 휘발성 황 화합물이라는 물질을 생성한다고 한다. 휘발성 황 화합물은 혐기성 그람 음성균gram-negative이 단백질을 분해할 때 만들어지는데 이름처럼 기체로 휘발되어 악취를 일으키는 물질이다. 따라서 입 속에 단백질 성분의 음식물 찌꺼기가 많이 남아 있거나, 치은염이나 치주염과 같은 염증 등으로 단백질 성분이 높은 분비물이 많아지거나 세균의 활동이 활발해지면 휘발성 황 화합물도 많이 생성되어 입냄새가 심해진다.

또한 타액의 양도 세균 활동에 영향을 준다. 타액의 양이 줄면 입 안이 건조해지며 세균에 의한 부패작용이 활발해져 입냄새가 발생한다. 아침에 일어나면 입냄새가 나는 것도 잠을 자는 동안에는 침샘이 활동하지 않아 타액의 분비가 줄기 때문이다. 또한 항히스타민제를 복용하거나, 탈수가 심하거나, 두경부 방사선 치료를 받은 뒤에도 타액의 분비량이 적어져 입냄새가 발생할 수 있다.

축농증, 편도선염, 후비루, 폐 농양, 만성 간질환, 만성 신부전증, 위식도 역류질환 등의 구강 외 질환도 입냄새의 원인이 될 수 있다. 위에서 식도로 위산이 역류하는 역류성 식도염의 경우, 위와 식도 사이의 하부식도괄약근에 문제가 생겨 괄약근의 힘이 느슨해지면서 위 속 내용물이 역류해 입냄새를 유발할 수 있다.

영숙 씨는 폭식과 야식을 자주 하는데다가 커피도 즐겨 마시는 습관 때문에 만성 위염을 앓고 있었다. 게다가 하부식도가 열려 있으면서 식도열공 헤르니아도 있었다.

일반적으로 입냄새는 구강 관리에 대한 일반적인 치료와 원인 질환에 대한 특수치료로 나뉜다. 일반적인 치료는 다음과 같다.

- 충분한 양의 물을 섭취해 구강 건조를 예방한다.
- 양치할 때 칫솔로 혀를 닦거나 백태 제거기를 사용한다.
- 치실 등을 이용해 치간이나 교정기에 낀 음식물을 제거한다.
- 정기적으로 치석을 제거한다.
- 구강세정제를 사용한다. 알코올을 함유한 구강세정제의 경우 구강 건조가 더욱 심해질 수 있으므로 알코올 성분이 없는 세정제를 사용한다.

정상인도 구강 관리가 되지 않으면 입냄새가 발생되는 것처럼 원인에 관계없이 이러한 구강 관리를 지속적으로 해야 한다는 것을 이해해야 한다. 일반적인 구강 관리와 치과적 치료에도 불구하고 입냄새가 지속되면 구강 외의 원인에 대한 세분화된 검사와 치료를 진행해야 한다.

목에 무엇인가 걸려 있는 느낌 '인두 이물감'

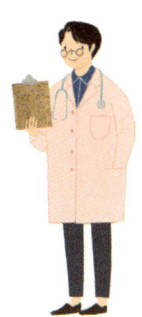

'하이'의 아침은 이름처럼 안녕하지 않다. 왜냐하면 아침이면 목 안에 무언가 걸려 있는 듯한 느낌이 더 심해지기 때문이다. 처음에는 가래가 낀 줄 알고 '캑캑' 하고 뱉어보려고 애를 써보았지만 나오는 것 없이 오히려 그럴수록 목에 무언가 걸려 있는 느낌은 더 심해졌다.

이 증상이 처음 시작된 것은 회식이 많았던 1년 전 연말이었다. 밤늦도록 팀원들과의 회식자리에서 즐겁게 술을 마신 하이는 집에 가자마자 잠이 들었다. 그다음 날 아침에 일어났을 때 하이는 가슴과 목에 답답한 증상을 느꼈다. 좀 있으면 괜찮아지겠지 생각하면서 출근한 후 정신을 차리기 위해 커피를 마셨다. 그러자 그 증상은 더 심해졌다. 목이 답답한 증상은 어떤 날은 약간 좋아졌다가 다시 나빠지곤 했다. 이렇게 2주일이 지나자 온갖 생각이 머리를 맴돌며 점점 불안해졌다.

'혹시 목 안에 암이 생긴 건 아닐까? 가슴과 목이 불편하면 심장병이라는데……. 이러다 꽃다운 나이에 요절하는 것은 아닐까.'

하이가 너무 불안해하자 친구인 예원이는 하이를 데리고 회사 근처 이비인후과를 방문했다. 의사선생님에게 하이는 자신의 증상을 이렇게 설명했다.

"목안이 답답하고 가래가 낀 것 같아 너무 불편해요. 기침을 하고 토해보기도 했지만 별로 소용이 없어요."

다행히도 이비인후과에서 목 검사를 자세히 받아보았지만 이상은 없었다. 예원이는 하이에게 "거봐, 아무 이상 없잖아. 축하해"라고 했다. 그런데 하이는 더 불안해졌다. "왜 아무 이상이 없다는데 난 이렇게 불편하지? 혹시 희귀병? 아님 잘못 진단을 한 게 아닐까?"

그 후 방문한 다른 병원에서는 신경성이라는 말도 듣고 또 다른 병원에서는 위산 역류라는 말을 듣고 한 달간이나 약을 먹어보았지만 증상은 큰 차도를 보이지 않았다. 그럴수록 하이의 불안감은 점점 더 커져만 갔다.

1년 동안 목이 답답한 증상으로 고생하던 하이는 부모님의 권유로 소화기내과 전문병원을 방문했다. 하이의 증상을 자세히 들은 의사선생님은 이렇게 설명했다.

"최근 외래에는 하이 양처럼 목 안에 무엇인가 걸린 것 같은 불쾌감을 느껴서 내원하는 환자들이 많이 늘고 있어요. 의학적으로는 이런 증상을 '인두 이물감'이라고 표현하지요. 이런 목 안 깊숙한 부위에 무엇인가 걸린 듯한 불쾌감은 침을 삼키거나 물을 마셔도 완전 해소되지 않으며 때로는 가벼운 통증이 동반되기도 합니다. 또한 가슴 뒤가 답답하거나 타는 듯한 느낌과 속쓰림, 트림, 위산이 역류되는 증상이 동반되기도 하고요."

"그런데 선생님, 인두 이물감이라는 증상을 발생시키는 원인은 무엇인가요?"

"인두 이물감의 원인은 갑상선 결절, 경부 임파선 비대, 알레르기성 비염으로 인해 코가 목뒤로 넘어가는 경우, 인후두의 염증 및 부종, 인후두부 종괴, 편도 비대증, 위식도 역류질환, 식도운동질환, 신경질환, 정신적 스트레스 등으로 매우 다양해요.

이 중 많은 원인을 차지하는 것은 위산의 역류로 여러 가지 증상을 유발하는 위식도 역류질환이에요. 위산이 목으로 역류가 되면 인후두 부위 점막을 자극해 목이 따갑거나 쓰리고 만성 기침이나 목 안에 무엇인가 걸린 듯한 이물감이 발생할 수 있어요. 드물게는 목에 분포하는 신경의 이상이 원인인 경우도 있고 위에서 말한 여러 가지 원인이 복합적으로 작용하는 경우도 있답니다. 여러 정밀 검사에서 특별한 이상이 없으면서 정신적 스트레스와 관련되어 목이 답답한 증상이 발생하는 경우도 있는데 이를 '인후신경증'이라고 하지요."

"그러면 선생님, 저는 무슨 검사를 받아봐야 하나요?"

"인두 이물감의 원인을 찾기 위한 처음 단계는 진찰을 통해 목 부위를 자세히 관찰하고 만져봐서 임파선 비대, 종괴, 염증, 부종이 있나 확인하게 돼요. 그다음 단계로는 경부 초음파검사를 통해 갑상선 결절이나 종양과 경부 임파선 비대가 있는지를 확인하고요. 그리고 위 내시경 검사를 시행해 인후부의 이상이나 상부식도의 이소성 위점막과 식도 종괴, 게실 및 역류성 식도염과 위 내부에 질병이 있는지를 자세히 검사합니다. 때로는 식도 기능을 보는 식도내압검사가 필요한 경우도 있고요."

하이는 의사선생님의 권고대로 진찰을 받은 후 경부 초음파와 위

내시경 검사를 시행받았다. 검사 후 의사선생님은 이렇게 말했다.

"하이 양은 위산 역류에 의해서 인두 이물감이 발생한 것으로 추정되네요. 이런 경우를 '역류성 후두염'이라고 하지요."

이 말을 듣자 하이는 한 가지 의문이 들었다.

"선생님, 전에도 위산 역류가 의심된다고 해서 한 달이나 약을 먹은 적이 있었는데 증상이 별로 호전되지 않았어요. 그리고 위산 역류라면 위산이 식도를 거쳐 목까지 역류되는 건데 왜 저는 역류성 식도염 증상인 가슴쓰림이나 속이 타는 듯한 화끈거리는 증상은 간혹만 있고 주로 목만 답답한 걸까요?"

그러자 의사선생님은 빙긋이 웃으며 이렇게 말했다.

"하이 양, 정말 좋은 질문이에요. 목 증상에 대해 공부를 많이 했나봐요. 역류성 후두염은 역류성 식도염에 비해 치료에 더 많은 시간과 더 많은 용량의 약이 필요해요. 한마디로 치료가 더 까다롭지요. 그 이유는 목 부위 즉 인후두 부분의 점막이 식도보다 훨씬 예민하기 때문이에요. 쉽게 설명하자면 인후두 부위는 우리의 손가락 끝처럼 예민한 부위이고 그에 비해 식도는 발바닥처럼 둔감한 부위예요. 즉 식도는 둔해, 예를 들어 위산의 양이 10 이상으로 많이 넘어와야 가슴쓰림 등의 증상이 발생한다면 예민한 인후두 부위는 위산이 3~4 정도로 조금만 넘어와도 목이 답답한 증상이 생길 수 있어요. 따라서 위산이 5~6 정도만 역류된다면 식도에서는 아무 증상을 못 느끼게 되지만 목에서는 답답한 증상이 발생될 수 있어요. 위산 역류를 억제하는 약을 쓸 경우에도 지속적으로 위산을 3~4 미만만 넘어오게 하기는 쉽지 않지요. 그래서 역류성 후두염의 치료가 어려운 겁니다.

　그리고 위산 역류를 막기 위해서는 약과 더불어 식습관 조절이 꼭 필요해요. 이를테면 음식의 양과 관련해서는 과식을 할수록 역류가 잘 일어나니 피해야 합니다. 또한 복압이 증가되는 복부비만이나 임신 시에도 역류가 증가하게 되지요. 그리고 음식을 빨리 먹는 경우는 천천히 먹을 때에 비해 역류가 잘 생겨요. 음식물의 종류 중 지방이 많은 음식, 밀가루, 떡, 인스턴트식품, 술, 커피 등은 역류를 잘 일으켜요. 그리고 먹고 바로 눕는 경우에도 역류가 잘 생깁니다. 그래서 식사 후 적어도 3시간 정도는 눕지 말라고 하는 겁니다.

　그러니 저녁에 술을 마시는 경우에는 역류가 잘 생길 수밖에 없겠지요. 왜냐하면 술과 함께 먹는 안주들은 대부분 자극성이 있거나 기름져서 역류가 잘되는 것들인데다 술은 주로 밤에 마시기 때문에 집에 오자마자 바로 자는 경우가 많은데 그러면 밤새 역류가 일어나

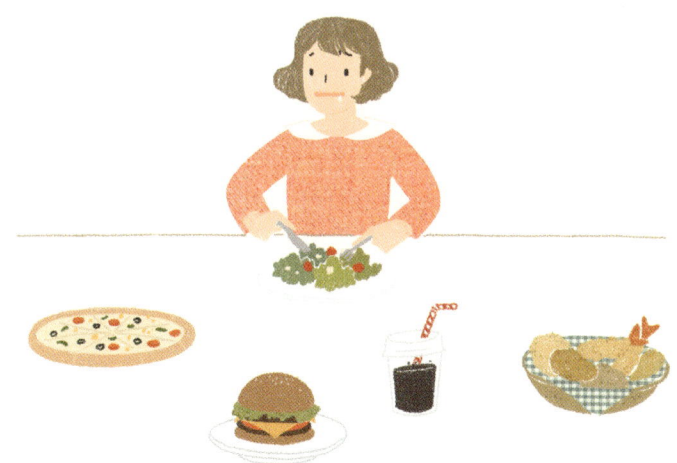

아침에 증상이 악화되니까요. 결론적으로 역류성 후두염을 치료하기 위해서는 꾸준한 약 복용과 지속적인 식생활 습관 조절이 필요하답니다."

이 말을 듣자 많은 궁금증이 해소된 하이의 얼굴은 한결 밝아졌다. 의사선생님은 약을 처방해주면서 다시 한 번 당부를 했다.

"하이 양, 인두 이물감은 암 등 나쁜 병이 원인인 경우는 드무니 괜히 이번처럼 먼저 걱정하지는 말아요. 그리고 약을 먹어도 증상이 더디게 좋아질 수 있고 또 중간에 식습관 조절을 못하면 증상이 잘 조절되다가도 재발될 수도 있어요. 조급해하지 않고 식습관 조절을 철저히 하면서 꾸준히 약을 먹으면 많이 좋아질 겁니다."

병원을 나서면서 휴대폰을 보니 부재중 전화 한 통이 와 있었다. 최근 딸아이를 낳은 대학 단짝친구 은혜 전화였다. '은혜가 웬일이지. 기집애! 아이 낳고 얼굴 볼 틈도 없이 바쁘다더니.' 은혜한테 전화를 걸자 은혜는 그동안 못 푼 수다를 초당 10단어 속도로 맹렬히 뿜어냈다. 이야기 도중 은혜는 하이에게 이렇게 호소했다.

"내가 아이를 키우면서 아이랑 같이 먹고 자고 먹고 자고 했더니 요즘 이상하게 목에 무언가 걸린 것 같은 느낌이 들어. 가래가 낀 것 같은데 가래가 나오지도 않고 답답해."

이 말을 들은 하이는 대뜸 말했다.

"은혜야, 그런 증상을 인두 이물감이라고 해. 원인은 위산 역류, 갑상선 질환, 알레르기성 질환 등 다양한데 오랜 기간 지속되면서 일상생활에 고통을 줄 수 있는 증상이야. 그렇지만 인두 이물감의 원인에 대해 체계적인 검사를 받고 치료를 받으면 많이 좋아질 수 있대. 증상을 방치하지 말고 내가 잘 아는 병원을 소개시켜줄 테니 적절한 검사와 치료를 받아봐."

전화기 너머에서 "아니, 기집애, 왜 이리 유식해졌어. 뭘 잘못 먹었니? 아님 충격받았니?"라는 은혜의 감탄소리를 들으며 하이는 빙그레 웃었다.

이 순간 하이의 전화는 부르르 떨며 문자 메시지가 왔음을 온몸으로 전달했다. 회사 상사인 윤 대리의 문자를 확인하는 하이의 얼굴이 갑자기 찡그려졌다. '김 팀장님 진급 축하 오늘 팀 전체 회식. 오후 7시 회사 앞 '돌려라 폭탄주점'. 모두 필참. 단단히 준비하고 오길. ㅋㅋ'

하이 양의 경우와 같이 최근 외래에는 "목 안에 항상 무엇인가 걸려 있는 것 같아 불편해요." "목이 답답하고 덩어리가 매달려 있는 것 같아 기침을 하고 토하기도 했지만 별로 소용이 없어요"라고 목 안의 불쾌감을 느껴서 내원하는 환자들이 많이 늘고 있다. 의학적으로는 인두 이물감이라고 표현하는 이러한 증상은 다양한 원인에 의해 발생할 수 있는 것으로 되어 있으나 아직 정확한 발병 기전은 잘 모르는 상태다.

인두 이물감의 치료는 추정되는 원인에 따라 다르다. 가장 많은 빈도를 보이는 위식도 역류질환의 경우는 위산분비억제제와 더불어 위산의 역류를 방지하기 위해 지방이 많은 음식이나 과식을 피하고 식후에 눕지 않도록 하며 비만한 경우는 체중 조절 등의 생활치료를 병행하는 것이 효과적이다. 이학적 검사 및 여러 진단방법을 통해 원인이 없는 인후 신경증인 경우에는 자신이 심각한 병이 없고 건강하다는 확신을 갖는 것이 중요하고 치료에 반응하지 않는 경우에는 정신과적 상담이 필요한 경우도 있다.

　인두 이물감은 여러 가지 원인에 의해 발생되어 오랜 기간 지속되면서 일상생활에 고통을 줄 수 있는 증상이다. 그러나 최근 인두 이물감의 원인에 대한 체계적인 검사와 치료법의 발달은 인두 이물감을 가진 환자들에게 많은 도움을 주고 있다. 따라서 인두 이물감이 발생하면 방치하지 말고 하이 양처럼 우선 병원에 내원해 이에 대한 적절한 검사와 치료를 받는 것이 현명하다.

장기간 지속되는
기침 '만성기침'

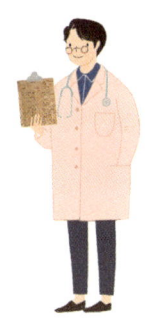

'콜록 콜록 콜록' 벌써 한 달째다. 지민이는 목이 간질간질하면서 가래 없이 마른기침을 한 지 한 달이 되었지만 별 차도가 없자 걱정이 되기 시작했다. 인근 의원에서 흉부 사진을 찍어보고 기침약도 먹어보았지만 별로 도움이 되진 않았다.

저녁에 누워 있을 때면 목으로 무엇인가가 치밀어오르는 듯하면서 기침이 여지없이 발생했다. 식구들 말에 따르면 자다가도 기침을 하는 적도 있다고 했다. 어느 때는 기침을 한동안 하다 보면 속에서 위액이 역류되기도 했고 그때는 목도 아프고 기침도 더 심해졌다. 또 기침을 오랫동안 하면 머리까지 아파왔다.

지민이는 자기 숍을 가진 헤어디자이너로 보통 밤 9시까지 정신없이 일하고 난 후에야 저녁 시간을 가질 수 있었다. 9시가 넘어서 홀가분하게 저녁을 먹고 나면 하루의 피로감과 식후 노곤한 느낌이 겹치면서 집에 가자마자 자게 되는 경우가 많았다. 그런데 어느 순간부터 기침이 발생하더니 한 달

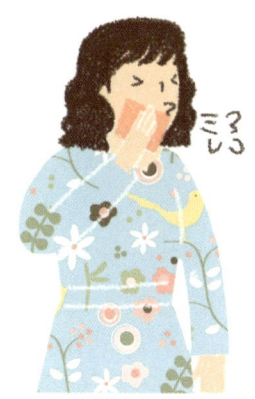

이나 되었는데도 나아질 기미를 보이지 않고 있어 불안해지기 시작했다. 더구나 처음에는 안쓰러운 눈으로 바라보는 것 같은 손님들도 지민이가 기침을 너무 오랫동안 하니 무슨 병이 걸린 것은 아닐까 의심스런 눈으로 바라보는 것 같았다.

오늘도 지민이의 머릿속은 온통 '기침을 어떻게 고칠 수 있을까? 아니 나아질 수는 있을까?'란 생각으로 가득 차 있다.

기침은 우리가 일상생활에서 경험하는 가장 흔한 증상 중 하나일 것이다. 흔히 감기에 걸려도 기침을 하고 무언가 먹다가 목에 사레가 들려도 기침을 하는 경우가 있다. 때로는 목에 뭔가 걸린 느낌이 있거나 인기척을 위해 일부러 하기로 한다. 이렇듯 기침은 우리를 불편하게 하기도 하지만 기침이 꼭 나쁜 것만은 아니다.

기침은 기본적으로 우리 신체를 보호하기 위한 방어 작용이다. 호흡을 통해 대기 중의 이물질이나 균이 폐로 들어가서 쌓이면 심각한 문제가 생길 수 있다. 이를 예방하기 위해 폐로 들어가는 길인 기관지에는 아주 작은 솜털들이 무수히 많이 있다. 이 솜털들은 기본적으로 입 쪽으로 움직이는 섬모운동ciliary movement을 통해 이물질을 밖으로 내보내는 작용을 한다. 또는 더 근본적으로 기관지로 이물질이 들어가는 것을 막기 위해 인후두부나 비강 내 점막 신경이 자극되면 기침을 하기도 한다.

이처럼 기침은 이물질이 하부기도로 들어가는 것을 막기 위한 방어기전이자 기도 내 분비물을 제거하기 위한 생리적 작용이다. 그러나 과도한 기침은 일상생활에 지장을 초래한다., 특히 장기간 지속되는 경우에는 반드시 그 원인에 대한 검사 및 치료가 필요하다.

기침이 생기는 과정은 기침 자극을 받아들이는 수용체receptor가 자극을 받는 것으로부터 시작된다. 이러한 수용체는 인후두부를 포함한 상기도 점막, 보다 아래쪽의 하기도 점막, 코 안의 비점막, 늑막, 횡격막, 식도, 위 등에 분포되어 있다. 여러 가지 원인으로 수용체가 자극되면 이것이 들신경afferent nerve을 통해 뇌의 연수부에 위치한 기침 중추로 전달되고, 이것이 다시 날신경efferent nerve을 통해 횡격막, 인후두, 흉곽, 복부근육으로 전달되어 기침이 나는 것이다.

기침은 그 지속 기간에 따라 3주 이내의 경우 급성기침, 3주 이상 지속되는 경우 만성기침이라고 한다. 때로 더 세분해서 3주에서 2개월까지는 아급성기침, 2개월 이상 지속되면 만성기침이라고 분류하기도 한다.

급성기침의 가장 흔한 원인은 상기도 감염증(보통 감기)이다. 이 경우 몸살, 가래, 콧물 등이 같이 있는 경우가 많고 며칠간의 휴식이나 투약으로 대개의 경우 해결된다.

3주 이상 지속되는 만성기침의 경우, 그 원인을 흡연 여부에 따라 나누어 생각해볼 수 있다. 우선 흡연자의 경우, 만성기관지염chronic bronchitis이 가장 흔한 원인이다. 만성기관지염은 대부분 하루 한 갑 이상을 피운 20년 이상 장기 흡연자에게 발생하고 가래를 동반하는 경우가 많다. 흔히 흡연하는 분들이 말하는 '만성기침 해소'가 이 경우에 해당한다. 호흡곤란이 동반되는 경우도 있어서 천식으로 오해되는 경우도 있지만, 천식과는 다른 질환인 만성 폐쇄성 폐질환COPD : chronic obstructive pulmonary disease의 한 종류다. 치료를 위해서는 무엇보다 금연이 중요하고, 기관지 확장제나 진해거담제 등의 투약이 필요하다.

비흡연자의 경우, 후비루(콧물이 뒤로 넘어가는 것, PND : post-nasal drip), 천식asthma 위식도 역류GERD : gastro-esophageal reflux disease가 만성기침의 3대 원인으로 약 90% 정도가 이에 해당한다. 후비루는 콧물이 앞으로 흐르는 것이 아니라 목 뒤로 넘어가는 질환이다. 인후두부의 기침 수용체가 콧물에 의해 자극되면 기침이 유발될 수 있다. 콧물이 뒤로 넘어가는 것을 본인이 느끼지 못하는 경우도 있고, 코 뒤로 뭔가 넘어간다고 느끼거나 목 뒤에 항상 뭔가 가래 같은 것이 끼어 있는 듯하다고 불편해하는 경우도 있다. 후비루는 주로 비염, 부비동염, 비인후염과 연관되어 발생한다. 치료로 항히스타민제 투약, 흡입용 비충혈 제거제 등을 사용한다.

천식은 기관지의 만성염증과 과민성hypersensitivity으로 인해 기관지가 좁아지는 질환이다. 대부분 특징적으로 숨 쉴 때 쌕쌕거리는 소리가 나는 천명음wheezing이나 호흡곤란 등의 증상이 같이 있다. 이런 경우 만성기침의 원인으로 천식을 진단하기는 어렵지 않지만 '기침변이형 천식cough variant asthma'의 경우 다른 증상은 없거나 경미하고 기침만 주된 증상으로 나타난다. 주로 야간이나 이른 아침에 기침이 심하고 다른 원인에 비해 소아 청소년기에 흔하다. 치료는 경구용 또는 흡입용으로 기관지 확장제나 스테로이드가 도움이 된다.

위식도 역류도 만성기침의 중요한 원인 중 하나다. 음식을 섭취하면 위산과 음식이 적절히 위 내에서 섞인 후 소장, 대장 쪽으로 내려가는 것이 정상적인 소화 과정이다. 그러나 여러 가지 원인(과식, 야식,

불규칙한 식습관, 기름진 음식, 카페인 과다 섭취 등)으로 위산이 식도로 올라오면, 위산에 취약한 식도벽이 손상되고 쓰림(상복부 또는 가슴 부위), 신트림 등의 역류성 식도염 증상이 생긴다. 그러나 위산이 상부식도 및 인후부에까지 역류되면 수용체가 자극되어 기침이 생길 수 있다. 쓰림과 기침 증상이 같이 있는 경우 기침의 원인으로 위식도 역류를 먼저 의심해볼 수 있다. 하지만 기침 위주로만 증상이 있는 경우도 많다. 치료는 위산분비억제제, 위장관운동촉진제와 같은 항역류 투약과 함께 식습관 교정이 중요하다.

그 외 만성기침의 원인으로 약제에 의한 경우(고혈압 약 중 ACE inhibitor, 베타 차단제 계열), 만성기관지염 이외의 호흡기 질환(기관지 확장증, 폐암, 폐결핵) 등이 있을 수 있다. 간혹 어떠한 검사로도 뚜렷한 원인이 없는 심리적인 원인에 의한 심인성 기침도 있다.

이처럼 만성기침의 원인이 여러 가지이므로 진단을 위해서는 우선 자세한 병력 청취와 진찰 소견이 중요하다. 어떤 경우에 기침이 더 악화되는지, 동반되는 증상이 무엇인지 등만 잘 파악해도 어떤 질환을 더 의심해서 추가적인 조치를 할 것인지가 쉽게 실마리가 풀리는 경우가 있다.

기관지 쪽의 질환이 의심되는 경우 흉부 X선 검사 혹은 필요에 따라 흉부 CT 검사를 진행하고 천식과의 감별을 위해서는 폐활량 검사가 도움이 된다. 후비루가 의심되는 경우 부비동 X선 검사 또는 추가로 부비동 CT 검사가 필요하다.

위식도 역류질환이 의심되는 경우 상부위장관 내시경 검사를 실시한다. 내시경 검사 도중 위, 식도에 대한 면밀한 관찰도 중요하지만,

만성기침의 원인을 규명하고자 내시경을 하는 경우에는 목에서 식도로 넘어가는 인후두 부위의 자세한 검사가 큰 도움이 된다.

위식도 역류질환으로 만성기침이 생기는 경우 인후두 부위에 후두부종, 후두발적, 점막비후, 궤양/육아종, 후두염 등의 내시경 소견이 관찰될 수 있다. 이러한 소견이 보이는 경우, 인후두 위산 역류증LPRD : laryngopharyngeal reflux disease이라고 한다.

이처럼 만성기침은 원인도 다양하고 그에 따른 검사나 치료도 서로 다르다. 소위 일반적으로 기침약이라고 하는 것은 기침반사 과정에 작용해서 기침 자체를 억제하는 역할을 하므로 근본적인 치료약이라고 할 수는 없다. 그러므로 기침약을 먹고 증상이 호전되었다고 원인이 해결된 것은 아니다. 그러므로 3주 이상 지속되는 만성기침의 경우 반드시 전문의 진료를 받고 그 원인에 대한 규명 후 그에 따른 적절한 치료를 받는 것이 중요하다.

지민 양은 야식으로 인해 위식도 역류가 발생하고 이로 인해 만성기침이 발생한 경우다. 기침을 반복적으로 하다 보면 복압이 증가되면서 위식도 역류가 더 증가할 수 있다. 즉 위식도 역류에 의해서 발생한 만성기침에 의해서 다시 위식도 역류가 더 심해지는 악순환으로 연결될 수도 있다. 또한 기침을 심하게 반복적으로 할 경우 두통과 구토도 발생할 수 있다. 지민 양의 기침은 야식하는 식습관을 고치고 위식도 역류 질환 치료를 한 후 좋아졌다.

숨이 찬 느낌이 드는 '가슴 답답함'

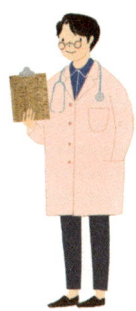

첫 번째 사례 : 애매한 가슴 답답함

고등학교 동창인 철수가 오랜만에 전화를 걸어왔다.

"정현아, 잘 지내지? 병원도 잘 되고? 물어볼 것이 있어 전화했어. 3개월 전부터 가슴이 답답하면서 숨이 찬 느낌이 자주 들어. 크게 숨을 쉬면 조금 나아지는 것 같아 한숨을 자주 쉬게 돼. 조금 지나면 나아지려나 했더니 벌써 3개월이나 가슴 답답한 증상이 반복되니 불안해서 너한테 전화를 걸었어."

"그렇구나. 철수야, 근데 운동할 때 숨이 더 차니? 그리고 흉통도 있어?"

"아니, 흉통은 없고 운동할 때는 오히려 가슴 답답한 증상이 나아지는 것 같아."

"응, 그렇구나. 한번 진찰을 해봐야 할 것 같으니 병원으로 찾아올래?"

철수는 수일 후 병원을 방문했다. 청진을 해보니 호흡음도 괜찮았고 심장 소리도 괜찮았다. 혈압이나 맥박도 정상이었다. 그러나 철수는 진찰실에 앉아 있는 그 순간에도 가슴이 답답하다면서 여러 번 한숨을 쉬었다. 우선 흉부 X선 검사와 심전도를 찍어보았으나 별 이상소견은 보이지 않았다. 철수에게 역류나 신물 오름과 속쓰림이 있는지도 물어보자 철수는 간간이 위에서 입으로 역류가 발생하고 속쓰림도 심하지는 않지만 최근 더 자주 느끼게 된다고 했다. 3개월 전부터 달라진 생활 습관이 있냐는 질문에 철수는 3개월 전부터 회사의 업무가 많아지면서 자주 야근을 해야 했고 그때마다 동료들과 야식을 시켜먹고 잠을 쫓기 위해서 커피를 많이 마셨다고 했다.

근래에는 철수처럼 애매한 가슴 답답함을 호소하면서 내원하는 환자들이 꽤 많다. 숨이 찬 느낌이 드는 가슴 답답함은 여러 경우에 발생할 수 있기 때문에 자세한 병력을 통해서 의심이 되는 질환을 감별하는 것이 무엇보다 중요하다. 우선 가슴이 답답할 때는 흉통 동반 여부와 운동 시에 이러한 가슴 답답함이 더 악화되는지를 확인하는 것이 중요하다. 만약에 흉통이 동반되면서 운동 시 더 악화된다면 그 원인으로 심장질환을 먼저 생각해야 한다. 흉통 여부에 상관없이 운동 시 숨이 찬 증상이 더 심해지고 호흡음이 거칠게 변하거나 기침, 가래 등이 있다면 우선 폐질환을 의심해보아야 한다.

그러나 철수처럼 흉통도 없고 운동 시에 더 심해지지도 않으면서 X선 검사나 심전도에서도 이상이 없다면 무슨 질환을 의심해보아야 할까? 이런 경우는 위식도 역류질환이나 과도한 스트레스에 의한 경우를 의심해보아야 한다. 철수의 경우는 3개월 전부터 야식을 많이 하고 커피를 많이 먹어서 위식도 역류질환이 발생한 경우로 식생활

습관의 교정과 위산 역류에 대한 약물치료 후 증상이 호전되었다.

위의 경우와 같이 애매모호한 가슴 답답함이 생긴 경우는 가슴이라는 위치 때문에 여러 가지 질환에 대한 감별진단이 요구된다. 심장이나 폐질환 이외에 위식도 역류질환도 이러한 숨이 갑갑한 가슴 답답함을 일으키는 중요한 원인이다.

두 번째 사례 : "밥이 가슴에 걸려요."

"밥이 가슴에 걸려요."

올해 칠순잔치를 한 할머니는 어두운 얼굴로 내원했다.

"오래전부터 소화가 안 되고 신물이 올라오더니 요즘에는 밥을 먹으면 밥이 가슴에 걸려 있는 것같이 답답하고 소화가 안 돼요. 증상이 좋아지지 않고 점차 심해지는 것 같아요."

할머니는 2년 전 시행한 위장조영술에서는 정상이었으나 시일이 오래되었고 증상이 발생해 집 근처의 속편한내과에서 위내시경을 시행했다.

"할머님, 위내시경에서 위는 정상이지만 위식도 접합부에서 바렛식도가 관찰되고 바렛식도의 점막이 우툴두툴하게 변해 있어 조직을 떼어서 조직검사했으니 결과 확인하세요."

5일 후 병원에서 연락을 받고 할머니는 딸과 함께 병원을 다시 방문했고 조직검사 결과가 식도선암으로 확인되어 가까운 대학병원에서 수술을 받도록 조치했다. 석 달 후 할머니는 건강한 모습으로 고혈압 약을 타러 다시 진료실로 들어오셨다.

"식도암을 일찍 발견해서 복강경으로 수술하고 지금은 많이 좋아졌어요."

할머니의 식도에서 보인 바렛식도는 무엇이고 식도암과는 무슨 관계가 있는 것일까? 바렛식도는 위식도 경계 부분의 세포가 비정상적으로 변형된 것을 말하는 것으로 위식도 역류질환이 그 원인이다. 바렛식도가 중요한 것은 바렛식도에서 식도선암의 발생이 높기 때문인데 궤양, 결절, 점막 변형 등 위내시경에서 다양한 모습으로 볼 수 있다.

할머니가 진단받은 식도선암은 식도암의 일종으로 서구에서는 발생률이 급격하게 증가하고 있다. 식사 문화가 서구화되고 있는 우리나라에서도 점차 증가 추세를 보일 것으로 예측되는 질환이다. 식도선암은 바렛식도나 위식도 역류질환 외에도 흡연과 비만이 원인이 될 수 있다.

그렇다면 식도암은 어떤 증상으로 나타나고 어떻게 진단하고 치료하는 걸까? 식도암 증상은 처음에 사과, 고기 정도의 딱딱한 음식을 삼킬 때 걸리는 느낌과 가슴 한가운데의 답답함이나 통증으로 나타날 수 있다. 그러다가 시간이 지나 암이 커지면서 점차적으로 덜 딱딱한 계란, 죽과 같은 음식도 삼키기가 힘들어지고 체중 감소가 동반된다. 식도암 부위에서 조금씩 출혈을 일으키면서 빈혈이 나타나기도 한다.

위내시경을 통해서 식도암이 발견되면 일부 조직을 떼어내어 식도암임을 확실하게 진단하게 된다. 경우에 따라 수술적 치료나 항암치료 등을 하게 된다. 최근에는 아주 초기에 발견된 식도암의 경우 수술을 하지 않고 내시경적으로 도려내어 절제하기도 한다.

위의 예와 같이 55세 이상 고령에서 새로 시작된 소화불량, 더군다나 점차 증상이 진행하는 경우, 이유를 알 수 없는 체중감소, 진행되는 연하곤란이나 연하통, 지속되는 구토, 위장관 출혈, 황달, 배에서 딱딱한 덩어리가 만져지는 경우는 빨리 병원에 가서 정확한 진단을 위한 검사를 받아보아야 한다.

가슴이 답답하고 조이는 듯한 '흉통'

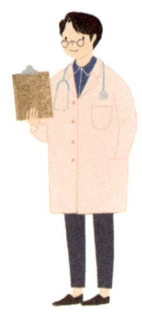

첫 번째 사례 : 협심증으로 오인된 역류성 식도염

40대 중반의 한 남성이 수심 가득한 얼굴로 진료실에 들어왔다. 호소하는 주된 증상은 가슴이 답답해 숨이 찬 듯한 느낌과 가슴을 조이는 듯한 흉통이 반복되는 것이었다. 이 증상들은 2개월 전부터 시작되었는데 점차 빈도가 잦아졌다. 환자분은 5년 전부터 고혈압으로 평소 약을 먹고 있었고 술 담배를 많이 해왔던 터라 심장의 혈관이 좁아지면서 흉통이 발생하는 협심증을 우선 의심할 수밖에 없었다. 정밀 심장 검사가 우선 필요할 것 같다고 환자분에게 설명한 후 대학병원 심장내과에 검사를 의뢰했다.

1개월이 지난 어느 날, 그 환자분이 다시 내원했다. 대학병원 심장내과에서 정밀하게 검사를 받아보았으나 심장에는 별 문제가 없었다. 그래서 숨참과 흉통의 다른 원인을 찾기 위해 호흡기 내과에서 진료 후 폐 CT 검사와 폐 기능 검사도 받아보았으나 역시 정상으로 나왔다. 그런데 그 후에도 가슴이 답답하면서 숨이 찬 증상과 흉통은 반복되어 더 불안하다면서 이렇게 호소했다.

"선생님, 심장과 폐가 다 괜찮다고 하는데 저는 왜 숨이 차고 가슴도 아픈 걸까요? 진단이 어려운 희귀한 병이 있는 것은 아닐까요? 혹시 이러다가 급사하는 것은 아닐까요?"

다시 한 번 자세히 증상을 물어보았지만 역류나 속쓰림 등의 증상은 호소하지 않았다. 그러나 역류성 식도염은 역류나 속쓰림 등의 전형적인 증상 없이도 가슴 답답함이나 흉통을 일으킬 수 있다고 설명한 후 위내시경 검사와 위산 역류를 방지하는 약물치료를 받아볼 것을 권고했다.

다음 날 시행한 위내시경 검사에서는 경도의 역류성 식도염과 하부식도와 위가 만나는 부위의 압력이 낮으면서 열려 있는 식도열공 헤르니아가 관찰되었다. 식도열공 헤르니아가 있으면 위산 역류가 잘 일어날 수 있음을 환자분에게 설명한 후 과식, 급하게 먹기, 야식, 술, 커피 등 위산 역류를 증가시킬 수 있는 식생활 습관을 주의할 것을 당부한 후 위산 역류를 억제하는 약물치료를 시작했다. 2주 뒤 환자분의 증상은 전보다 많이 호전되었고 꾸준히 2개월을 더 치료한 결과 가슴이 답답하면서 숨이 찬 증상과 흉통은 소실되었다

일반적으로 잘 알려진 숨이 찬 증상과 흉통의 원인은 협심증, 심근경색증과 같은 심장병이나 폐질환이다. 그러나 식도질환도 이러한 증상을 일으킬 수 있다. 이 환자분의 예에서와 같이 역류성 식도염을 가진 환자 중에서는 위산이 가슴에 있는 식도로 역류가 되면서 다른 증상 없이 흉통과 숨이 찬 증상만 발생할 수 있는데 이런 경우는 협심증과 구별하기 매우 힘들다. 또한 식도운동질환이 있는 경우에도 협심증과 유사한 흉통을 일으킬 수 있다.

위산 역류는 위 안에 있어 소화를 돕는 위산이 위에서 식도로 거꾸로 역류한다는 뜻으로 좀 더 정확히는 위식도 역류라고 표현한다. 위산은 위장 점막에서 분비되는 산도$_{pH}$가 2~3 정도인 강한 산성 액체로 하루 평균 2리터 정도 나온다. 이러한 위산은 강한 산성으로 인해 위장 점막에 손상을 줄 수 있기 때문에 위장 점막은 위산에 대한 보호막과 방어기전을 가지고 있다. 따라서 위는 이러한 방어기전이 있기에 하루에 2리터나 분비되는 위산으로부터 자신을 보호할 수 있다.

그러나 위산이 식도로 역류했을 경우 이야기는 달라진다. 왜냐하면 식도에는 위처럼 위산에 대한 보호막 등 방어 방법이 없어 위산에 의한 증상이 쉽게 나타난다. 위산 역류에 의한 증상을 구체적으로 보면 가장 흔한 증상은 가슴앓이 또는 흉부 작열감이라고 표현하는 식후 속쓰림으로 가슴 중앙을 따라 목구멍 쪽으로 타는 듯한 느낌이 길게는 식후 2시간 정도 지속될 수 있다. 그 외에 위산 역류가 입까지 오면 혀가 텁텁하고 목에 무엇인가 걸려 있는 듯한 이물감과 만성기침도 발생할 수 있다.

때로는 이런 전형적인 증상 없이 위 환자분과 같이 가슴이 답답해서 숨이 찬 느낌이 들어 한숨을 반복해서 쉬어야 조금 편안한 느낌이 드는 경우도 있고 협심증과 구분이 안 되는 흉통이 발생하기도 한다. 이렇듯 위산 역류로 인한 증상은 매우 다양할 수 있기 때문에 진단이 어려운 경우도 꽤 있다. 그러면 어떨 때 위산이 식도로 잘 역류할까?

위산 역류는 식도 기능이나 위 기능이 떨어졌을 때 잘 발생하지만 식생활 습관의 영향도 많이 받는다. 즉 흡연, 음주, 과식, 먹고 바로 눕기, 식후 과격한 운동, 비만이나 임신 또는 꽉 끼는 옷 등에 의한 복압

상승 때 위산 역류가 잘 발생한다. 따라서 위산 역류에 의한 증상이 있거나 역류성 식도염이 있는 경우는 잘못된 식생활 유무를 확인해 아래와 같이 교정하는 것이 치료에 도움이 된다.

위산 역류나 역류성 식도염 시 주의사항
- 과식을 하지 않는다.
- 먹고 바로 눕지 않는다. 잠자기 3시간 전에는 음식을 먹지 않는다.
- 식사 후 3시간 이내에는 수영 등의 과격한 운동을 피한다.
- 삼가야 할 음식 : 커피(카페인), 피자 등의 지방이 많은 음식, 탄산음료
- 술, 담배를 피한다.
- 복부비만의 경우 체중 감소 필요

과거에 비해 위식도 역류에 의한 역류성 식도염 환자분들이 많아지고 있다. 환자분들이 많아지는 만큼 증상 또한 매우 다양해지고 있는데 흉통과 숨찬 증상도 이들 중 하나다. 따라서 심장과 폐의 질환이 없음에도 불구하고 흉통과 숨찬 증상이 반복된다면 역류성 식도염을 한번쯤 꼭 의심해보아야 한다.

두 번째 사례 :
칸디다식도염, 식도에도 곰팡이가 생기나요?
　첫눈이 내리고 날씨가 무척 추운 12월의 어느 날, 진료실로 58세

의 중년 여성분이 찾아왔다.

"선생님, 최근부터 뭐 먹기만 하면 가슴 부위에 통증이 심해요. 삼키는 것도 힘들어요. 참다 힘들어서 내시경 검사 해보려고 찾아왔어요."

"혹시 다른 치료받는 병이 있으신가요?"

"천식으로 스테로이드 흡입제 사용 중이고요, 최근 대장암 수술했어요. 참, 당뇨도 있어요."

"네, 그럼 내시경 검사를 한번 해보고 말씀을 드리겠습니다."

환자의 입안을 관찰하니 아래 사진처럼 입천장에 하얀 것들이 입안 가득 끼어 있는 것이 관찰되었고 내시경 검사에서도 식도의 중하부에 하얀 눈송이 같은 병변이 관찰되었다. 전형적인 식도 진균(곰팡이균)에 의한 병변으로 생각되어 조직검사를 시행하고 검사를 종료했다.

검사가 끝난 후 환자분께 결과를 설명드렸다.

"식도와 입안에 곰팡이균이 있어요. 뭐 드시고 아프신 원인이 곰팡이균 때문인 것 같습니다."

"제 식도에 곰팡이가 있다고요? 식도에도 곰팡이가 생기나요?"

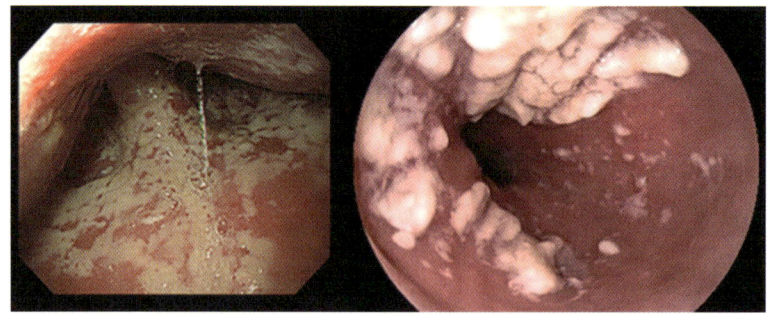

〈그림 55〉 칸디다 식도염. 입천장과 식도가 칸디다가 증식하면서 만든 하얀 물질로 덮여있다.

"네, 드물지 않게 발견됩니다. 큰 걱정 하지 마시고 제가 항진균제 드릴 테니 드시고 일주일 뒤 오셔서 조직검사 확인하겠습니다."
"약 먹으면 낫는 건가요?"
"네, 약 잘 드시면 나아져요."
그 후 일주일이 지나 환자분이 재방문했다.
"증상은 좋아졌나요?"
"네, 식사도 편해졌고 많이 좋아졌어요. 조직검사 결과는 어떻게 나왔어요?"
"조직검사 소견은 칸디다라는 곰팡이균이었습니다."
"진짜로 식도에도 곰팡이가 사는군요."

식도 칸디다증은 당뇨, 뇌졸중, 만성 관절치료, 부신피질호르몬 장기 복용, 에이즈, 암환자, 항암치료 환자 등과 같은 면역이 저하되어 있는 상태에서 발생할 수 있다. 경미한 칸디다증은 피로감을 피하고 안정을 취하면서 일반적인 식도염 치료로 증상이 호전되기도 하지만, 심한 칸디다증은 진균을 치료하는 항진균제를 복용해야 한다.

세 번째 사례 : 흉통의 원인이 식도운동질환이라고요?

많은 사람들이 가슴이 아프면 일단 협심증과 같은 심장병을 의심하고 걱정한다. 하지만 가슴이 아프다고 모두 협심증은 아니다. 가슴 통증을 일으키는 원인은 사실 매우 다양하다. 가슴속에 있는 대동맥, 폐, 식도와 같은 기관들 때문에 나타날 수가 있다. 또한 그들을 보호하는 갈비뼈나 근육에 의해서도 비슷한 통증이 나타날 수가 있다. 특히 심장 뒤에 위치한 식도 때문에도 나타날 수가 있다. 그중 한 예를 소개하고자 한다.

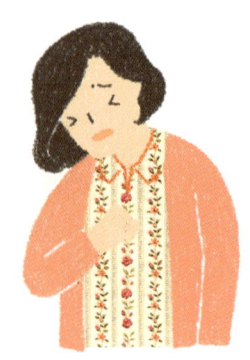

40대 중반의 한 여성이 답답한 듯 가슴을 두드리면서 진료실에 들어왔다. 그분이 호소하는 주된 증상은 수초에서 수분간 지속되는, 가슴을 쥐어짜는 것 같은 통증과 숨을 들이마셔도 다 들이마시지 않은 것 같은 답답한 느낌이었다. 2주 전부터 이러한 증상이 있어 협심증인 것 같아 다른 병원에서 진료를 보았고 심장과 폐에 대해서 정밀검사를 했다고 한다. 하지만 검사상 별다른 이상이 없어 의사가 경과를 보자고 했고, 이후에도 증상이 반복되어 내원한 것이었다.

환자에게 가슴 통증에 대해서 물어보니 주로 식사를 하거나 자려고 누운 후에 생겼으며 운동이나 스트레스와는 관련이 없는 듯했다. 3일 전부터는 식사를 하면 식도가 무언가로 꽉 차 있는 느낌이 들고, 식사를 하지 않을 때도 무언가 목에 걸려 있는 느낌이 동반되는 것 같다고 했다. 그래서 위산이 식도로 역류하는 역류성 식도염인 경우에도 가슴 통증이나 가슴 답답함을 일으킬 수 있다고 설명한 뒤 상부 위장관 내시경 검사를 권고했다.

내시경을 시행해보니 위식도 접합부에 염증이 관찰되며 접합부로부터 식도로 올라오는 기다란 선상의 미란이 관찰되어 역류성 식도염을 진단했고, 그 외에는 특이사항이 없었다.

환자는 3~4년 전부터 직장 때문에 아침을 거르는 일이 많았고 밤늦게 먹고 바로 자는 일이 잦았다고 한다. 주로 고기와 기름진 식사를 하고 담배는 피우지 않았지만 스트레스 때문에 술을 일주일에 4~5회씩 마셨다고 하며, 커피는 하루에 3~4잔씩 먹었으나 최근에 줄이고 있다고 했다. 환자에게 과식이나 야식을 피하고 먹고 바로 눕는 행동을 자제하며 술이나 커피 등 위산 역류를 증가시킬 수 있는 식생활 습관을 주의할 것을 당부하며 위산분비를 억제시켜주는 양성자펌프억제제를 투여했다.

2주 뒤 환자는 증상이 전보다 좀 호전이 되었지만 아직도 흉통은 있다고 했다. 약을 용량을 조절하면서 꾸준히 2개월간 치료했지만 여전히 흉통을 호소했다. 식도운동질환이 흉통의 한 원인이 될 수 있음을 설명한 후 식도조영술과 식도내압검사를 시행했다. 검사 결과 미만성 식도 경련으로 진단할 수 있었고 식도 경련을 줄일 수 있는 칼슘채널길항제를 처방한 후 환자의 흉통은 비로소 많이 호전되었다.

일반적으로 가슴 통증이나 가슴 답답함의 원인은 협심증이나 심근경색과 같은 심장병이나 폐질환이다. 하지만 위 환자의 예에서와 같이 흉통은 식도운동질환에 의해서도 나타날 수가 있다. 식도운동질환 중 경련성 식도운동질환인 미만성 식도 경련이나 호두까기 식도는 위 환자와 같이 협심증으로 오인될 만한 가슴 통증이나 가슴 답답함을 잘 일으킨다.

협심증과 같은 심장질환에 의한 흉통은 가슴이 뻐근하고 쥐어짜듯이 아프며 때로는 체한 느낌이 들기도 하며 가슴 중앙에서 시작된 통증이 목, 어깨, 팔 등으로 전달되기도 한다. 그 외에도 호흡곤란, 전신

무력감, 어지러움, 식은땀 등이 동반되기도 한다. 대개 운동이나 차가운 날씨 또는 정신적 스트레스 등에 의해 심해진다. 반면 식도운동질환에 의한 흉통은 운동과는 별 상관성을 보이지 않으며 연하곤란이나 역류성 식도염을 잘 동반해 쓰리고 신물이 넘어오고 목의 이물감이 동반되는 경우가 많다. 그러나 증상만으로는 협심증과 식도운동질환에 의한 흉통이 전혀 구별 안 되는 경우도 종종 있다.

　흉통이 발생했을 경우에는 심근경색이나 심부전으로 진행해 이로 인해 사망할 수도 있는 질환인 협심증을 먼저 의심하는 것이 타당하다. 그러나 협심증이나 폐질환에 의한 흉통이 아닌 경우에는 식도질환 즉 역류성 식도염이나 식도운동질환에 의한 식도성 흉통일 가능성을 반드시 염두에 두어야 한다. 그리고 식도운동질환에서는 역류성 식도염이 잘 동반되기 때문에 역류성 식도염이 있다고 식도운동질환을 배제해서는 안 된다. 반대로 역류성 식도염을 치료함에도 불구하고 이 증례처럼 흉통이 지속되는 경우에는 반드시 식도운동질환을 의심해보아야 한다.

가슴 뒤가 타는 듯이 화끈거리는 느낌 '작열감'

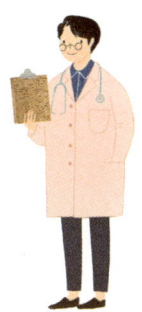

30대 초반의 통통하고 인상이 좋은 한 남성이 진료실로 들어왔다.
"안녕하세요, 김정윤 님. 어디가 불편하세요?"
"3개월 전부터 앞가슴과 목 쪽으로 타는 듯하면서 화끈거리는 증상이 반복돼서 왔습니다. 또 때로는 목에 무엇인가 걸려 있는 느낌이 들기도 합니다."
"증상이 계속 지속되나요 아니면 있다 없다 하나요?"
"지금처럼 가슴 뒤가 뜨거우면서 타는 듯한 증상은 3개월 전에는 간간이만 있었다 금방 좋아지곤 했는데 근래에는 한번 발생하면 좀 더 오래가고 증상도 더 자주 발생되는 것 같아요."
"김정윤 님, 최근에 식생활 습관이나 몸무게에 변화가 있었나요?"
"제가 1년 전 결혼을 했는데 아내와 제가 모두 맥주를 좋아해서 퇴근 후 집에서 둘이 치킨과 맥주를 자주 먹었어요. 그리고 지금 몸무게는 결혼 전보다 약 10킬로그램이 늘어난 상태고요."
"음식물이 역류되거나 쓰리거나 위통과 같은 증상도 있나요?"
"음식물이 역류되거나 속이 쓰리진 않지만 아침에 일어나면 가슴이 답답하고 목도 거북하곤 하고 때로는 자다가 기침도 자주 합니다."

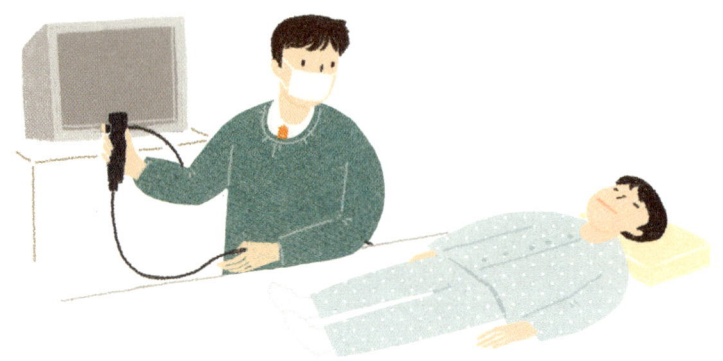

　이상의 병력으로 보아 잦은 야식과 음주와 체중 증가로 인해 위식도 역류질환이 발생한 것 같다고 설명한 후 위내시경 검사를 시행했다. 그러나 내시경 검사에서 식도에는 특이소견이 관찰되지 않았고 위도 깨끗했다.

　위산이 식도로 역류하는 위식도 역류질환의 약 60% 이상에서는 내시경 검사에서 식도가 정상으로 보이는 비미란성 식도염의 형태로 나타난다고 설명한 후에 잠자기 3시간 전에는 음식물과 술을 먹지 말 것과 규칙적인 운동과 식이 조절로 몸무게도 줄일 것을 권고한 후 위식도 역류질환에 대한 약을 처방해주었다. 2주 후 다시 내원한 환자는 증상이 아주 좋아졌다고 기뻐했다.

　가슴 뒤가 타는 듯이 화끈거리는 증상을 작열감이라고 하는데 위식도 역류질환의 대표적인 증상이다. 작열감이 있을 때 이 경우처럼 위내시경 검사에서 식도가 정상으로 보일 때가 역류성 식도염을 보이는 경우보다 더 많다. 그 이유는 2장 식도질환 중 위식도 역류질환 편에서 이야기한 것처럼 위식도 역류질환이 있는 경우 약 3분의 2는 식도에 염증 소견이 관찰되지 않는 비미란성 식도염의 형태로 나타나기 때문이다.

따라서 전형적인 가슴 화끈거림이 있는 경우는 비록 내시경 검사에서 식도가 정상으로 보여도 위식도 역류를 악화시킬 수 있는 식습관을 교정하면서 위식도 역류에 대한 약물치료를 시행받아야 한다.

심장까지 쓰린 느낌의 '가슴쓰림'

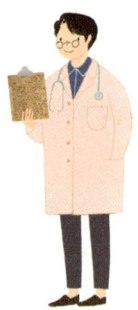

첫 번째 사례 : 지긋지긋한 가슴쓰림

20대 초반의 한 남성이 지친 표정으로 앞가슴을 움켜쥐며 진료실에 들어왔다. 앞가슴이 쓰라리고 답답해 일상생활이 힘들다고 했다. 이 증상들은 6개월 전부터 시작되었는데 점차 빈도가 잦아졌다. 환자는 미국에 2년간 거주하고 있다가 최근에 귀국한 상태로 곧 군 입대 예정으로 스트레스가 가중되었다고 했다.

미국에 거주하면서 식생활이 불규칙했다. 커피를 자주 마시며 술 담배는 하지 않았다. 외국 생활에 스트레스가 많았고 모든 면에서 생각보다 많이 힘들었다고 했다. 진료를 받지는 못했고 가끔씩 약국에서 약을 복용했지만 효과는 보지 못했다고 했다.

증상에 따라 이학적 검사를 시행했다. 심음과 폐음 모두 정상소견이었다. 심전도와 흉부 사진 검사는 환자가 거부해 실시하지 못했다. 다시 한 번 자세히 증상을 물어보았지만 역류나 속쓰림 등의 증상은 호소하지 않았다. 그러나 역류성 식도염은 역류나 속쓰림 등의 전형적인 증상 없이도 가슴 쓰라림이나 답답감 등 증상을 일으킬 수 있다고 설명한 후 위내시경 검사와 위산 역류를 방지하는 약물치료를 권했다.

　며칠 뒤 시행한 위내시경 검사에서 경도의 역류성 식도염과 하부 식도와 위가 만나는 부위가 열려 있는 식도열공이 관찰되었다. 식도열공이 있으면 위산 역류가 잘 일어날 수 있음을 환자분에게 설명한 후 과식, 야식, 급하게 먹기, 커피 등 위산 역류를 증가시킬 수 있는 식생활 습관을 주의할 것을 당부한 후 위산 역류를 억제하는 약물치료를 시작했다. 환자는 2주 뒤 웃는 모습으로 진료실을 방문했다. 증상이 이전보다 많이 호전되었고 꾸준히 1개월을 더 치료한 결과 가슴쓰림과 답답한 증상이 소실되었다.

　며칠 뒤 환자는 내일 입대 예정이라며 밝은 얼굴로 방문했다. 역류성 식도염 재발 가능성을 설명하고 스트레스 관리 잘하고 군 생활 잘하라는 인사를 건넸다.

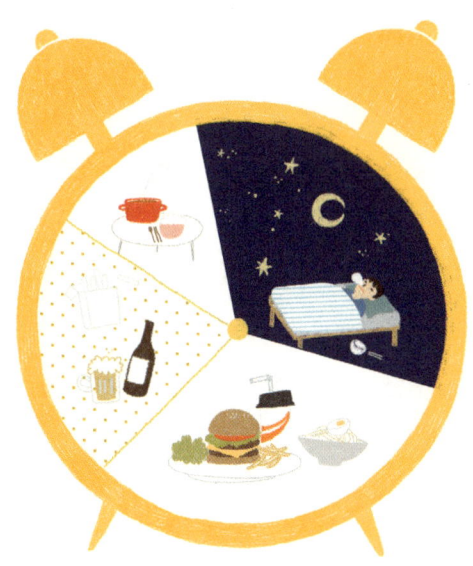

가슴쓰림 답답증 같은 증상들은 심장질환, 폐질환 등에서 흔히 나타날 수 있다. 하지만 식도질환에서도 이러한 증상을 일으킬 수 있는데 이 환자분의 예와 같이 역류성 식도염을 가진 환자의 일부에게서는 위산이 가슴에 있는 식도로 역류되면서 다른 증상 없이 가슴쓰라림과 답답감 같은 증상이 발생할 수 있는데 이런 경우는 협심증 같은 심장질환 감별이 필요하다.

과거에 비해 위식도 역류에 의한 역류성 식도염 환자들이 많아지고 있으며 증상 또한 매우 다양해지고 있다. 다른 증상 없이 가슴이 쓰라리고 답답감 증상이 있는 경우 역류성 식도염을 한번쯤 꼭 의심해보아야 한다.

두 번째 사례 : 심장이 쓰려요

추석 명절 후, 김 원장 진료실에 비교적 크지 않은 키의 약간 통통한 60대 아주머니가 진료실에 들어온다. 신환으로 병원에는 처음 오신 듯하다.

"어디가 불편하세요?"

아주머니는 자기가 심각한 병이 있으니 동정을 구한다는 표정으로 흉부 가운데를 가리키며 심장이 아프다고 한다.

"심장이 어떻게 아프세요?" "언제부터 증상이 생기셨어요?" 등 김 원장은 협심증인가 보다 생각하고 협심증에 관련된 질문 및 고혈압 당뇨 등 기저질환이 있는지 하나씩 물어본다.

"저는 그런 병 없어요. 그리고 어디 아파도 병원에 잘 안 와요."

김 원장은 속으로 '혈압이 있어 보이는데'라고 생각하고 혈압계를 직접 재보며 환자를 안심시킨다.

"135에 85입니다. 고혈압은 아니네요." 김 원장이 말한다.

"걸을 때 가슴이 아프셨어요? 아님 계단 오를 때 아프셨어요? 얼마나 걸으면 증상이 나타나세요? 가슴 아픈 양상이 조이듯이 아프세요?"

김 원장이 환자에게 많은 질문을 했으나 환자는 그렇게 아픈 것이 아니란다.

"자다가 죽을 뻔 했어요!" 환자가 퉁명스럽게 말한다.

"네? 자다가요? 몇 시에요?" 김 원장이 다시 물어본다.

환자는 자다가 가슴이 쓰려서 잠이 깨었고 쓰린 부위가 가슴 안쪽에서 발생되어 본인은 심장이 쓰리다고 미리 진단하고 내원한 것이다. 김 원장은 처음에 환자 말만 듣고 심장질환인가 보다 하고 처음 질문을 했지만 이번에는 질문을 바꿔본다.

"환자분 어디 부위요?"

김 원장의 질문에 환자는 흉골 가운데를 가리키면서 위 아래로 방향을 표시한다.

"아, 그러세요? 식도질환 같은데 진찰대에 한번 누워보시겠어요?"

김 원장이 진찰대로 안내한다. 환자는 "식도요?"라고 묻더니 본인 목을 가리키며 "식도는 여기 아닌가요?" 하고 말한다. 환자분은 목 부위만 식도로 생각한 듯하다. 일단 환자를 누인 다음 이학적 검진을 하나씩 시행한다. 명치끝에 중등도 압통이 관찰되고 특별한 소견은 없어 보인다.

"환자분, 가슴쓰림 증상이 언제부터 시작되었나요?"

환자는 평소에 트림은 자주 하지만 이번 명절 이후 생겼다고 증상의 발현시점을 말하고 명절 때 기름진 음식 등이 많이 남아 아까운 마음에 저녁에 부득이하게 과식하고 4일 정도 지난 뒤 어제 밤에 증상이 심해졌다고 말한다. 잠을 깬 뒤 앉아서 물 한 컵 먹고 가만히 30분 정도 경과 이후 증상이 호전되어 다시 잘 수 있었다고 한다.

김 원장은 고혈압이나 당뇨 등의 질환이 없으면서 활동과 관계없이 가슴쓰림 증상이 있고 과식 후 저녁에 가만히 누워 있다가 가슴쓰림 증상으로 내원했기에 심장질환보다는 역류성 식도염 가능성이 있어 보여 환자에게 질환을 설명한 뒤 야식을 줄이고 과식을 하지 말도록 생활습관 교정을 할 것을 당부하고 우선 투약 후 경과를 보기로 했다.

명절 때 가장 많이 발생하는 질환이 역류성 식도염이다. 이는 갈비찜, 고깃국, 수육, 각종 전과 나물 등 고단백질 고칼로리 음식을 과식하면서 증상이 악화되어 생긴다.

위식도 역류질환의 대표적인 증상은 가슴쓰림이다. 가슴쓰림은 명치끝에서 목구멍 쪽으로 치밀어오르는 듯한 쓰라린 느낌, 흉골(가슴 한가운데의 뼈) 뒷부분이 타는 듯한 증상, 때때로 날개 뼈 사이와 목, 팔 방향으로 뻗어서 나타난다. 일부 환자는 협심증으로 오인할 정도의 심한 흉통이 함께 발생한다. 위식도 역류질환은 호전과 악화가 반복되는 특성 때문에 방치하는 사람이 많지만 흉통과 함께 가슴쓰림이 나타나면 병원을 찾아 진료를 받는 게 중요하다.

위식도 역류질환은 생활습관을 조절하면 증상이 완화될 수 있다. 위에 부담을 주는 식생활을 피하고 먹고 난 뒤 바로 눕지 않도록 한다. 잘 때는 상체를 높게 두면 속쓰림을 피하는 데 효과적이다.

매우 다양한 원인을
갖는 '속쓰림'

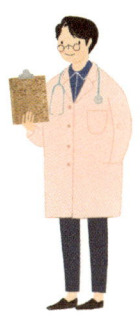

올해 25세의 나커피 양은 최근 바리스타교육을 받으며 커피에 관심이 생겼다. 하루의 시작을 커피 한 잔과 함께하며 점심에 친구들과의 모임으로 평소 서너 잔의 커피를 마시는 것이 보통이었으며 최근 취직한 친구들 축하모임으로 밤늦게까지 술자리가 자주 이어졌다. 하지만 최근 들어 아침에 일어날 때 명치 부위에 기분 나쁠 정도의 쓰린 느낌이 있었다. 신물도 목으로 넘어오는 느낌이 있고 목도 칼칼해지고 음식을 삼킬 때도 불편하고 기침도 자주 나기 시작했다. 처음에는 잠깐 그러려니 했으나 일주일이 지나도록 쓰린 느낌이 좋아지지 않자 갑자기 불안한 느낌이 들기 시작해 병원을 찾아갔다. 도대체 나커피 양의 속은 왜 쓰렸던 걸까?

35세의 김청년 대리는 최근 과장 승진을 앞두고 있어 스트레스가 많다. 승진철이 다가오면서 실적에 대한 압박도 많고 상사에게 잘 보이기 위해 눈치도 봐야 하고 잦은 회식에 퇴근이 늦다 보니 퇴근 후 집에서 맞이하는 아내의 눈꼬리가 올라가기 십상이었다. 스트레스가 많다 보니 두통도 자주 있어 두통약을 항상 책상서랍에 넣어두고 일주일에 두세 번씩은 먹게 되고 그나마 틈틈이 회사 옥상에서 담배 피우는 시간이 제일 편한 시간이었다.

그러나 어느 순간부터 속이 비면 명치가 쓰리기 시작했다. 식사 직후 약간 통증이 좋아지지만 두 시간이 지나면 다시 명치가 쓰리고 아프고 밤에 자다가도 속이 쓰려 잠에서 깨기도 했다. 김청년 대리는 왜 이렇게 속이 쓰렸던 걸까?

50세의 고가장 씨는 건강을 자신하고 있다. 젊을 때부터 술, 담배를 좋아해도 크게 아픈 적이 없으며 그 흔한 감기마저도 잘 걸리지 않아 건강체질이라고 스스로 자부하면서 살았다. 아내는 뭐가 불안한지 매년 내시경도 하고 병원도 자주 다니지만 아프지도 않은데 내시경을 하는 아내가 사실 이해가 되지 않았다. 그러던 어느 날, 언제부터인가 명치가 쓰리고 목으로 신물이 역류하며 음식물이 잘 안 내려가는 느낌이 들기 시작했다.

불편해서 음식을 잘 못 먹다 보니 체중도 한 달 동안 1~2킬로그램 정도 감소했다. 인터넷을 찾아보니 역류성 식도염 증상이라고 해서 약국에서 식도염 약을 사서 먹었으나 별로 좋아지는 느낌은 없고, 효과 좋은 식도염 약은 병원에서 처방받아야 한다고 친구가 말해서 약이나 탈까 하고 병원에 내원했다. 고가장 씨 속은 왜 쓰렸던 걸까?

소화기내과 진료실에서 속쓰림 증상은 일반적으로 많이 호소하는 증상 가운데 하나다. 흔히 '속이 쓰리다.' '속을 훑어내린다.' 등의 표현들을 자주 하게 되며 대부분의 소화불량에 관계된 질환에서 속쓰림 증상이 나타난다고 알려져 있다. 흔히 속쓰림 증상은 음식을 먹기 전이나 음식을 먹은 후 소화가 다 되어 위가 비었을 때 불편한 증상이 있고 음식을 먹거나 물을 마시면 호전되는 양상을 보이게 된다. 대부분의 속쓰림 증상은 일시적으로 나타났다가 호전되는 경우가 많지만 증상이 쉽게 호전되지 않거나 자주 반복되는 경우 혹시 심각한 병이 아닐까 하고 걱정하면서 내시경이 가능한 내과로 방문하는 경우가 많다.

속쓰림은 대부분 과다한 위산 분비에 의해 점막이 손상을 받는 소화성궤양에서 심하게 나타나는 경우가 많지만, 서울속편한내과에서 발표한 논문에 따르면 107명의 속쓰림 증상을 호소하는 환자 중 48명(44.9%)이 위식도 역류질환과 관계 있는 것으로 알려져 있는 등 위식도 역류질환에서도 속쓰림은 흔하게 나타나는 증상이다.

소화성궤양과 역류성 식도염 질환에서의 속쓰림은 다른 형태로 나타나는 경우가 많으며 각각의 질환에서 나타나는 증상의 특징은 다음과 같다.

소화성궤양
- 배꼽과 갈비뼈 사이의 가운데 부분인 명치 아래 쪽에서 타는 듯한 느낌이 있다.
- 십이지장궤양의 경우 공복에 쓰리고 먹으면 증상이 호전된다.
- 식후 2~3시간 후에 통증이 다시 발생하는 경우가 있다.
- 밤에 통증으로 인해 잠이 들지 못하거나 잠에서 깨는 경우가 있다.
- 물, 음식물, 제산제를 복용 시 통증이 완화된다.
- 궤양 출혈로 인해 검은 변을 보거나 검은색 또는 혈액이 섞인 구

토를 하기도 한다.

위식도 역류질환
- 입에서 산으로 인한 신맛이나 쓴맛이 느껴지는 경우가 있다.
- 목 부위 불편감이 발생할 수 있으며 삼키는 데 불편감이 느껴지기도 한다.
- 간혹 기침이나 천식 증상처럼 호흡곤란이 발생할 수 있다.
- 커피, 밀가루음식, 기름진 음식, 탄산음료 등 특정음식을 복용 시 증상이 악화되기도 한다.
- 누워 있을 때 증상이 심한 경우가 많다.

이상의 증상들의 차이를 안다면 식도염과 소화성궤양을 구별하는데 도움이 될 수 있다. 위의 세 가지 증례는 최근 진료실에 내원한 실제 환자들의 증상을 각색한 것으로 각각의 속쓰림 증상과 그에 따른 내시경 검사를 진행한 후 진단할 수 있었다.

첫 번째, 나커피 양의 경우 최근 커피를 자주 마시게 되었으며 술자리도 자주 있어 밤늦게까지 음식을 먹고 자는 등의 위산 역류를 악화시킬 수 있는 음식 및 생활습관이 있었다. 또한 목으로 신물이 넘어오는 증상 및 목 부위 자극으로 인한 기침 등의 위산 역류로 인한 증상이 있어 위식도 역류질환으로 의심해 상부위장관내시경을 시행했으며 역류성 식도염으로 진단되었다.

두 번째, 김청년 대리의 경우 최근 스트레스 및 음주, 흡연 습관, 진통제를 복용하는 등 위장관벽을 손상시키고 위산을 과다하게 분비하

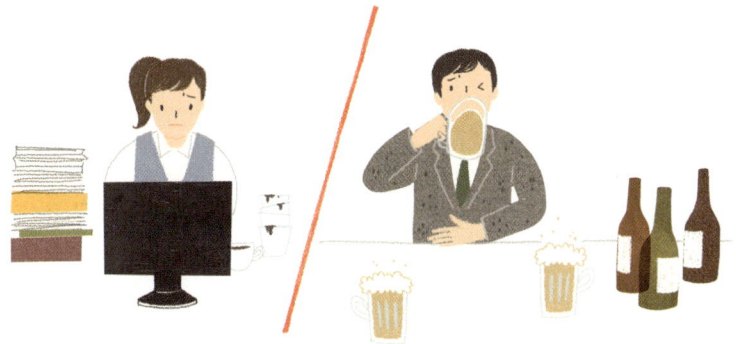

게 하는 원인들이 있었다. 공복이나 소화가 될 시기에 악화되는 증상 및 음식 섭취 시 호전되는 양상을 보여 소화성궤양을 의심하고 상부위장관내시경 검사를 시행했으며 십이지장궤양을 진단할 수 있었다.

이렇게 비슷한 속쓰림 증상이라도 환자들과 자세히 면담을 하다 보면 각각의 원인에 따라 증상의 차이를 보이는 경우가 많아 진단에 도움이 되는 경우가 많다. 하지만 증상의 특징만 가지고 섣불리 진단하는 경우에는 김가장 씨 같은 안타까운 사례를 겪을 수 있다.

마지막 환자인 김가장 씨의 경우 목으로 넘어오는 위산 역류 등 역류성 식도질환을 의심할 수 있는 증상이 있었지만 내시경을 해본 적이 없으며 소화불량 증상 및 체중감소가 있어 상부위장관내시경 검사를 권유했으나 거부하다 김가장 씨의 부인이 강력히 설득해 내시경을 시행했다. 내시경 결과 충격적이게도 진행성위암으로 진단되었다. 위암이 진행해 위의 운동을 방해하게 되어 음식물이 위에 고여 있게 되고 일부가 식도로 역류해 증상을 나타낸 것이다.

이상의 예에서 보듯 속쓰림 증상은 위식도 역류질환의 흔한 증상이며 원인에 따라서 증상이 조금씩 차이를 보일 수도 있어 위식도 역류질환과 소화성궤양 등 다른 원인을 감별하는 데 도움이 되기도 한다. 하지만 증상만으로는 정확한 진단을 할 수 없는 경우도 많고 김가장 씨의 경우에서 보듯 비슷한 증상이지만 심각한 질병이 숨어 있는 경우도 있어 의사로서 진료실에서 항상 고민을 하게 된다.

속쓰림을 예방하기 위해서는 규칙적인 식사습관, 금주, 금연, 규칙적인 운동 및 적정체중 유지 등의 건강한 생활습관이 필요하다. 하지만 무엇보다도 질병의 정확한 진단과 심각한 질병의 조기발견을 위해 규칙적인 내시경 검사를 시행하는 것이 도움이 된다.

음식이 잘 넘어가지 않는 '연하곤란'

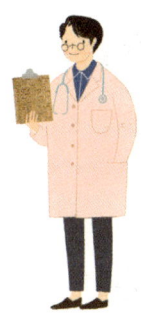

26세 여성이 걱정스러운 얼굴로 진료실을 찾아왔다. 환자의 주 증상은 음식을 삼키기 힘들다는 것과 가슴을 조이는 듯한 통증, 소화되지 않은 음식의 역류, 오심, 구토, 그리고 지속적인 체중의 감소였다. 증상은 몇 개월 전부터 서서히 심해지다가 최근 부쩍 심해져 병원에 내원하게 되었다고 한다. 처음에는 밥을 먹을 때 잘 넘어가지 않는 증상이 있었으나 최근에는 물마저 삼키기 힘들다고 호소했다.

"선생님, 음식을 도저히 넘길 수가 없어서 집 근처 병원에서 6개월 전에 내시경도 받아봤어요. 그런데 아무 이상이 없다고 했어요. 저는 아직까지 물도 제대로 삼키지 못하는데요. 왜 이런 건가요?"

증상을 보면 식도에 이상이 있을 가능성이 높았지만 심장이나 폐 등 다른 원인도 있을 수 있으므로 정밀검사를 권고했다.

다음 날 시행한 위내시경 검사에서는 다음 내시경 사진처럼 하부 식도가 넓게 확장되어 있고 운동이 없으며 많은 음식물이 저류되어 있는 것이 관찰되었다. 내시경으로 위식도 접합부위를 통과할 때 상당한 저항이 느껴졌다. 식도이완불능증이 의심되어 식도조영술과 식도내압검사를 시행했다.

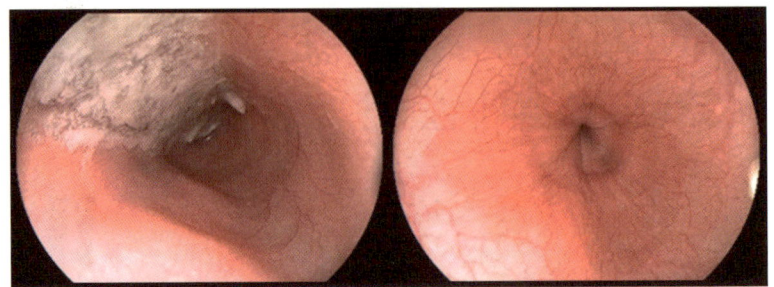

〈그림 56〉 연하곤란 증세의 내시경 사진

식도조영술에서는 식도 아래쪽의 확장과 함께 하부식도 부위가 갈수록 점진적으로 좁아지는 새부리 모양의 음영을 보였다. 그리고 식도내압검사에서는 하부식도의 연하운동이 없었으며 하부식도괄약근이 잘 이완되지 않는 소견을 보였다.

환자는 식도이완불능증으로 진단받고 보툴리눔 독소 주입법으로 치료하기로 했다. 다음 날 위내시경 검사를 시행해 위식도 접합부의 하부식도괄약근에 보툴리눔 독소를 주입했다. 환자는 이후에도 증상이 지속되었다. 독소 주입이 효과가 없는 것으로 판단해 풍선확장술을 시행하기로 했다. 풍선확장술 이후 환자는 식사를 원활히 할 수 있어 외래에서 경과 관찰 중이다.

아칼라지아(식도이완불능증)는 그리스어에서 유래되었으며 이완불능이라는 의미를 가지고 있다. 이 질환의 특징은 식도의 연동운동이 소실되고 하부식도괄약근의 압력이 증가됨과 더불어 음식물을 삼킬 때 하부식도괄약근이 충분히 이완되지 못하는 것이다. 원인은 아직 명확하게 밝혀지지 않은 상태다. 빈도는 흔하지 않으며 서구에서는 매년 10만 명당 한 명 정도로 발생되고 있다. 성별에 따른 차이는

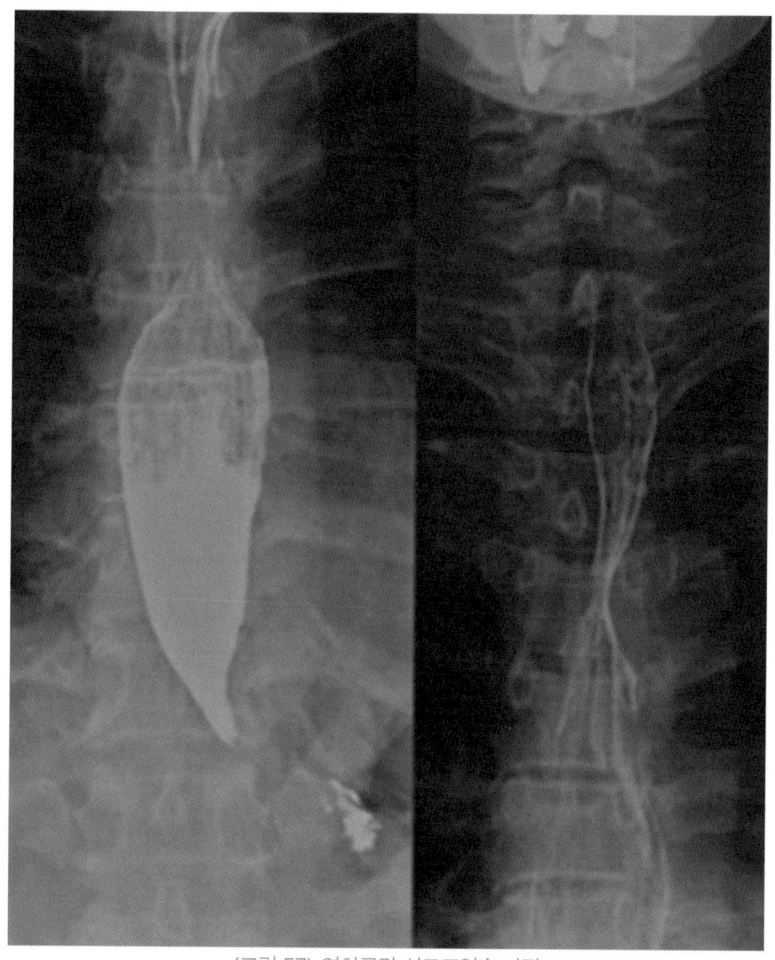
〈그림 57〉 연하곤란 식도조영술 사진

없고 20~40세 사이와 60세 이상에서 많이 발생한다고 알려져 있다.

증상은 연하곤란, 흉통, 음식물의 역류, 체중감소, 구토 등이 있다. 진단은 식도조영술, 상부위장관내시경, 식도내압검사로 알 수 있다. 치료에는 칼슘차단제, 나이트레이트, 베타2항진제, 항콜린제 등의 약물과 보툴리눔 독소 주입, 풍선확장술과 내시경적 식도근절제술 등의 내시경 시술이 사용된다.

가까이 하기엔 너무 멀게 만드는 '트림'

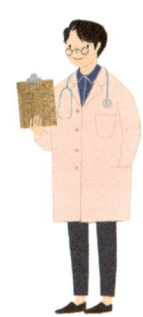

"끄~윽, 꺼~억…"

오늘도 윤 과장의 주위에는 사람들이 없다. 수년째 반복되는 일이라 익숙해질 만도 하지만 주위 사람들이 여전히 꺼리는 비밀의 소리와 그와 동반되는 냄새, 바로 윤 과장의 트림이다.

윤 과장은 식사 후 트림을 하는 것은 기본이고 식사를 안 했을 때도 수시로 '끄~윽, 끄~윽' 큰소리를 내면서 트림을 한다. 윤 과장과 3년간 같이 일을 해온 예원 양의 이야기를 들어보도록 하자.

"저는 윤 과장님이 제가 있는 반경 20미터 이내로 들어오시면 특유의 끊임없는 트림 소리와 그 냄새로 금방 알 수 있어요. 그 트림 소리를 들을 때마다 괴로워요."

이렇듯 주변 사람들의 고통을 생각해보면 윤 과장은 유죄임에 틀림없다. 그래도 윤 과장의 변론을 들어보도록 하자.

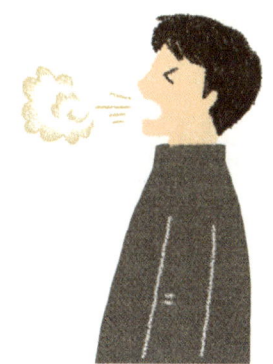

"저도 트림을 하기 싫지만 저절로 나오고 또 안 하면 속이 너무 답답해서 할 수밖에 없어요. 저도 괴로워요. 끄~윽."

트림은 입으로 삼킨 공기가 다시 역류되어 나오는 것으로 생리적인 트림과 병적인 만성 트림으로 구분할 수 있다. 일반적으로 물 10밀리리터를 마시면 약 15~20밀리리터의 공기를 같이 먹게 된다. 따라서 정상 성인이 하루 평균 1.5리터의 물을 마신다고 가정하면 약 2.2~3리터의 공기를 삼키게 된다. 또한 음식물이나 침과 함께 삼키는 공기의 양을 생각하면 정상 성인의 경우 약 3리터 이상의 공기를 매일 삼키게 되는 것이다.

그러면 이 삼켜진 공기가 모두 방귀로 배출이 될까? 방귀의 대부분은 이러한 삼켜진 공기로 구성이 되지만 하루 우리가 배출하는 방귀양은 0.5~1.5리터밖에 안 된다. 따라서 우리가 삼킨 3리터 공기 중 일부는 방귀로 나가고 체내에서 흡수도 되지만 나머지 많은 양은 알게 모르게 역류되어 트림으로 나오는 것이다.

이런 점을 생각해보면 식사 후 트림을 하는 것은 지극히 정상적인 과정이라고 할 수 있다. 특히 음식을 빨리 먹거나 말을 많이 하거나 껌을 씹거나 국을 후루룩 마시거나 빨대로 음료수를 먹거나 탄산음료를 마시는 경우 짧은 시간 동안 많은 양의 공기가 위 내로 들어가기 때문에 트림이 많아지게 되고 해부학적으로 하부식도괄약근이라는 식도와 위의 연결 부위가 느슨할 경우 위의 공기가 아무런 저항 없이 식도를 통해 입으로 역류되므로 쉽게 트림을 할 수 있다.

이렇듯 트림이란 우리가 삼킨 공기가 위 내로 들어갔다가 위의 압력이 높아지면서 일부가 역류되어 나오는 것이다. 따라서 트림에서는 역겨운 음식물 냄새가 나고 트림을 하면 위 내 압력이 줄어들어 답답한 느낌이 없어지고 편안해지게 되는 것이다. 따라서 일반적인 경우

위에서 언급한 식사 습관만 교정해도 일정 시간 동안 위 내로 들어가는 공기 양이 줄어들어 식후 트림을 많이 줄일 수 있다. 식후에 유달리 큰소리로 트림을 하는 경우는 큰소리를 내야만 트림을 한 느낌이 들고 속이 편해진다고 생각하기 때문에 무의식적으로 습관화 된 경우가 대부분이다. 이런 경우는 트림은 하되 소리를 안 내고 하는 연습을 반복적으로 해야만 한다.

위에서 언급한 식후 트림은 생리적인 현상이나 시도 때도 없이 반복적으로 하는 트림은 병적인 것에 해당한다. 병적인 트림은 정신적인 스트레스가 많거나 만성적으로 목이나 가슴 또는 배의 불쾌감이 있는 사람에게서 잘 발생한다. 만성 트림 환자들은 트림을 하면 목이나 가슴 또는 배의 불쾌감이 다소 좋아지는 듯 느끼기 때문에 무의식적으로 공기를 삼켜서 일부러 트림을 반복적으로 하게 된다. 무의식적으로 삼킨 공기는 위까지 들어가는 것이 아니라 식도 중간까지만 갔다가 다시 목으로 바로 나오는 것이기 때문에 이런 병적 트림은 식사와 상관이 없이 나타나며 냄새가 안 나는 것이 특징이다.

따라서 이런 환자들의 주의를 딴데로 돌리거나 입으로 소리를 지속적으로 내게 하면 무의식적으로 공기를 삼키는 것이 줄어들어 자연스럽게 트림이 줄어드는 것을 볼수 있다. 이런 만성 트림의 경우는 환자에게 무의식적으로 공기를 삼키는 행동 장애가 트림의 원인이라는 사실을 이해시켜 의식적으로 공기를 삼키지 않도록 하는 것이 치료에 있어 매우 중요하다. 만성 트림 환자에서 무의식적으로 공기를 삼키는 것을 줄이는 행동 치료로는 누워서 배에 손을 얹고 배를 부풀렸다 꺼뜨리면서 숨을 깊게 쉬는 복식호흡을 반복적으로 연습하는 것이 매우 도움 되는 것으로 알려져 있다. 또한 만성 트림이 다른 병에 의해 이차적으로 발생되는 경우도 있으므로 흉부와 복부의 불쾌감을 일으킬 수 있는 질병이 있는 지 알아보기 위해 흉부 X선 사진과 위내시경 검사는 반드시 받아보는 것이 좋다

술 마시고 피를 토하는 '토혈'

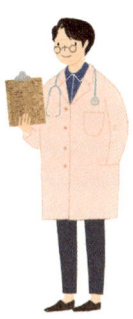

영환 씨는 평소 건강한 중년 회사원이다. 어제 밤 몇 년 만에 고등학교 친구들과 만남을 가졌다. 저녁식사 후 노래방에서 노래도 신나게 하고 2차로 폭탄주까지 마시고 안주도 회, 과일, 곱창까지 먹었다. 친했던 친구들과 또 3차로 포장마차까지 가게 되었다. 한 잔만 더, 마지막 한 잔만 하며 술잔을 기울이다 속이 심하게 메스꺼워 포장마차 밖으로 나왔다. 참을 수 없는 구역감과 함께 먹었던 음식을 줄줄이 토했다. 그러면서 선홍색 피도 함께 토했다. 음식을 많이 토했는지 피를 많이 토했는지 구별할 수 없을 정도로 이것저것 많이 토한 것 같았다.

술에 취했지만 피를 보고 놀란 영환 씨의 친구들이 응급실로 가자고 했지만 취한 마음에 괜찮다며 집으로 왔다. 다음 날 아침 영환 씨는 아내와 함께 병원에 내원했다. 가벼운 어지럼증 외에 특이한 증상은 없었다. 진찰 후 혈압이나 활력징후는 정상이어서 응급내시경을 시행했다. 다음 사진처럼 위식도 경계부에서 출혈을 보이고 점막이 찢어진 소견이 관찰되었다.

환자를 안심시키고, 내시경을 통해 전기소작술을 시행한 후 지혈되

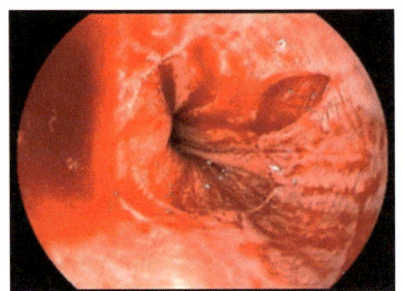

〈그림 58〉 식도 점막이 찢어져 피가 나는 모습

었다.

심하게 구토를 할 경우 식도와 위가 연결되는 부위의 점막이 찢어질 수 있는데 이를 말로리 바이스 증후군이라고 하며 토혈의 중요한 원인 중 하나이다. 말로리 바이스 증후군은 대부분 특별한 치료 없이 대증치료만으로 호전되나, 혈관이 노출되어 대량의 출혈을 하거나 지속적으로 출혈하거나 재출혈의 위험이 높으면 내시경을 통한 치료를 하기도 한다. 내시경으로 위장 내에 고여 있는 혈액의 양을 확인해 출

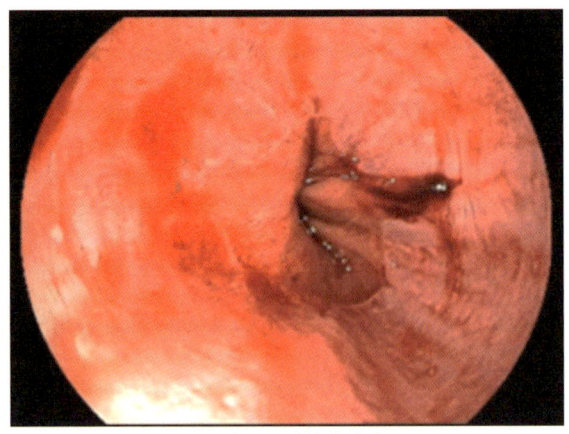

〈그림 59〉 지혈된 상태

혈의 정도를 짐작할 수 있고 열상이 일어난 부위를 직접 관찰해 상처의 위치와 심한 정도를 알 수 있다. 더불어 출혈이 진행되고 있으면 검사 중에 바로 지혈술을 시도할 수 있다.

말로리-바이스 증후군은 식도열공에 의한 탈장, 위축성 위염이 있는 경우 좀 더 잘 생긴다고 알려져 있다. 말로리-바이스 증후군의 위험을 피하기 위해서는 구토를 할 상황을 만들지 말고 어쩔 수 없이 구토를 하게 되면 억지로 참아서 과도하게 복압이 상승한 상태로 토하지 않도록 한다. 그리고 내시경 검사와 같은 시술 시는 환자를 안정시키고 기구의 조작을 부드럽게 해서 구역과 구토를 줄이도록 해야 한다.

폐, 기관지에서의 출혈을 말하는 객혈과 달리 토혈은 식도, 위, 십이지장 상부에서 출혈된 혈액을 토출하는 것을 말한다. 출혈되고 바로 토하면 선홍색을 띠지만 시간이 경과하면 산화되어 짙은 갈색이나 검정색의 혈액을 토해내게 된다. 60밀리리터 이상의 출혈이 있으면 흑색변을 동반하게 된다. 출혈량이 많지 않으면 다른 전신적인 증상이 나타나지는 않으나 많은 양의 출혈이 갑자기 생기면 기립성 저혈압, 가벼운 두통, 어지럼증, 메스꺼움, 식은땀 등이 동반되며 25% 이상의 실혈이 발생하면 쇼크 상태로 빠지게 되므로 빠른 조치가 필요하다.

상부위장관 출혈에 의한 토혈은 응급처치와 함께 진단이 이루어져야 한다. 치료에 있어 가장 먼저 출혈 정도에 대한 평가가 이루어져야 한다. 이는 환자의 증상, 혈압, 맥박 등 활력 징후와 혈액검사 등으로 평가한다. 출혈이 심하면 수혈을 하기도 하며, 경우에 따라서 비위

관(코를 통해 긴 호스의 끝을 위까지 삽입하는 처치)을 삽입해 위장 내 출혈을 확인하고 혈액을 제거하기도 한다. 진단은 위내시경, 상부위장관 조영술, CT 검사, 혈관촬영술 등을 통해 이루어진다.

토혈의 가장 흔한 원인은 위 혹은 십이지장 궤양에서 발생하는 출혈이다. 궤양은 장기 벽의 점막이 모두 탈락되고 점막 아래 근육층까지 노출되어 염증이 심한 상태를 말하며 헬리코박터 균이 주 원인이다. 과거에는 천공 등 합병증으로 수술하는 사람들이 많았으나 최근에는 급성 출혈 시 내시경 치료 후 약물치료로 대부분 완치된다.

내시경 치료에는 지혈제 국소 주입법, 기계적 지혈법, 아르곤 플라즈마 응고 소작법과 같은 온열요법 등이 있다. 약물치료로는 히스타민 길항제, 프로스타글란딘, 양성자펌프억제제 등이 있으며 치료 및 출혈의 예방에 양성자펌프억제제가 가장 효과적이다.

아스피린이나 소염진통제와 같은 약물을 복용하고 있는 환자에서도 궤양 및 궤양으로 인한 출혈이 발생할 수 있다. 따라서 장기간 아스피린이나 소염진통제를 복용해야 하는 환자에겐 궤양을 예방하기 위하여 양성자펌프억제제를 같이 투여하기도 한다.

간질환이 있는 환자들에게서 발생하는 식도나 위의 정맥류도 토혈의 한 원인이다. 우리 몸에서 흡수된 영양소는 간문맥이라는 혈관을 지나 간으로 흘러들어가 영양분이 축적되나 만성 간염이나 간경변증 환자에게서는 간이 굳어져 간문맥의 압력이 높아지게 된다. 그래서 혈류의 흐름이 원활하지 못하게 되므로 다른 길을 찾게 된다. 이렇게 해서 생기게 되는 것이 위나 식도의 정맥류이다. 정맥류는 혈관이 부풀어올라 확대되는 병으로 압력이 증가하면 갑자기 출혈해 다량의 피를 토하게 된다.

정맥류는 지혈을 위해 혈관 수축제인 바소프레신, 옥트레오타이드, 소마토스타틴 등을 사용한다. 또 내시경을 통한 치료로 밴드를 이용한 결찰술, 정맥류 내로 특수 약물을 주입하는 경화술 등이 있다. 간문맥과 대정맥 사이에 스텐트를 넣어 혈류를 만들어주어 정맥류 출혈을 치료하고 예방하는 방법도 있다. 출혈을 예방하기 위해서는 B형 간염의 경우 항바이러스제로 적극적인 간염 치료를 한다. 알코올성 간염의 경우 술을 끊도록 하며 비선택적 베타차단제를 투여해 출혈의 위험을 감소시킬 수 있다.

결론적으로 다량의 토혈은 여러 가지 질환에 의해서 발생할 수 있고 생명을 위협할 수도 있는 위급한 상황이므로 신속하게 적절한 진단과 치료가 이루어져야만 한다. 따라서 다량의 토혈을 할 경우는 반드시 응급실로 바로 가야만 한다.

야식이 악화시킨 미생들의 가슴 아픈 이야기

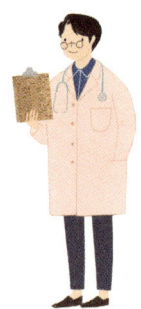

'삑~삑~삑~', '딴다단~ 딴다단~', '뚜 뚜 뚜'

아직 곤히 자는 형석에게 다양한 소리들이 제각기 아침 6시를 알리려고 난리다. 회사까지 마을 버스와 지하철을 타고 1시간 반 이상 걸리는 형석에게 아침 6시에 울려퍼지는 다양한 알람 소리와 잠과의 결전은 피할 수 없는 하루의 시작이다.

아침 9시, 회사로 출근한 형석의 하루는 오늘도 긴장과 실수의 연속으로 뒤범벅되었다. 공식적으로는 저녁 6시에 업무가 끝나지만 아직 회사생활을 시작한 지 1년여밖에 안 된 '미생'인 형석의 일은 8시를 훌쩍 넘겨 끝나는 경우가 많았다. 또 일을 마쳐도 과 회식이나 거래업체 접대 등을 하다 보면 일주일에 두세 번은 자정이 넘어서 집에 돌아가곤 했다. 이렇게 신입사원으로 1년을 지내다 보니 형석의 몸무게는 10킬로그램 이상 늘었고 전에는 없던 이상한 증상들이 생겼다.

언제부터인가 아침에 일어나면 목이 컬컬하고 무언가 걸려 있는 느낌이 들고 가슴 명치 부위도 답답하면서 쓰리고 아팠다. 특히 커피를 먹거나 밀가루 음식을 먹은 후에는 신물이 오르면서 속이 더욱 불편해졌다. 하루 이틀도 아니고 이런 증상이 반복되니 20대 후반의 건장

한 청년이지만 형석은 점점 불안해졌다. 모처럼 저녁 7시에 일찍(?) 일을 마친 형석은 친구들과 만나서 최근 직장생활과 이러한 증상에 대해서 이야기하고 싶어 대학 동창인 청훈, 성근, 용식, 병환과 병우에게 카톡을 날렸다.

'오늘 밤 한잔 어때?'

수초 뒤 '콜' '미투'라는 답변을 듣고 구체적인 약속을 잡고 약속 장소를 향해 떠났다. 술을 마시면서 그동안 직장에서 받았던 스트레스와 최근 발생한 몸의 이상한 증상들에 관한 이야기를 나누다 보니 비슷한 시기에 직장생활을 시작한 동창 녀석들도 속이 쓰리고 아프며 답답한 증상을 자주 느낀다고 했다. 그러자 형석은 이 친구들의 얼굴을 번갈아 보면서 웃음 띤 얼굴로 이렇게 외쳤다.

"가슴 아프고 쓰린 우리들의 젊음을 위하여~ 건배!"

전날의 과음은 그 다음 날 아침을 후회로 시작하게 만드는 경우가 많다. 형석의 오늘 아침도 예외는 아니다. 어제 가슴 아프고 쓰린 본인들의 젊음을 달래기 위해 너무 많이 달렸기 때문이다. 그런데 오늘은 유달리 속이 더 쓰리고 아프며 가슴 뒤쪽까지 타는 듯한 느낌이 들었다.

'이건 분명 정상이 아니야. 무슨 문제가 생긴 것이 분명해. 어떻게 하지?'란 생각으로 가득 차 있던 형석의 머릿속에 한 사람이 떠올랐다. 소화기 내과 의사인 사촌누나 김예원이었다. 급한 마음에 당장 전화를 걸었다. "예원 누나, 저 형석인데요. 잘 지내셨죠? 그동안 연락도 못 드려 죄송해요. 오늘은 상의 드릴 일이 있어서 전화 드렸어요." 형석이 자신의 증상을 자세히 이야기하자 사촌누나는 본인이 근무하는 병원으로 내원해서 진찰과 검사를 받아보자고 했다.

형석은 시간을 내서 금식을 한 후 사촌누나가 근무하는 병원으로 찾아갔다. 사촌누나는 꼼꼼히 형석의 증상과 식습관, 음주 횟수와 양, 최근 몸무게 변화, 증상을 악화시키는 음식 등을 물어보고 진찰을 한 후 위내시경과 복부초음파검사를 하고 흉부 사진까지 찍어보자고 했다. 하나하나 검사를 모두 마친 후 검사 결과를 기다리는 시간은 정말 더디게 갔고 형석의 마음은 점점 더 초조해졌다. '혹시 나쁜 병이면 어쩌지……. 설마 20대에 몹쓸 병이 왔겠어? 기껏해야 위염 정도겠지……. 그런데 옆 부서 김 대리님도 삼십대 초반인데 위암에 걸렸잖아. 나도 그런 것 아닐까? 아니야, 그럴 리가 없어.'

형석의 머릿속에서 온갖 생각들이 서로 충돌하고 있던 그 순간 사촌누나가 형석을 진료실로 들어오라고 불렀다.

"형석이 네 증상은 역류성 식도염 때문에 생긴 거야."

"아니 누나, 목에 무언가 걸린 듯한 불편함과 가슴 답답하고 쓰리고 아프고 신물이 넘어오는 이 모든 증상이 역류성 식도염 때문이라고요?"

"응, 너 회사에 들어간 다음에 회식이나 접대로 야식과 음주를 많이 하면서 몸무게도 10킬로그램 이상 늘었잖아. 또 피곤하니 커피도 많이 마시고. 이 모든 것이 역류성 식도염을 악화시키는 인자들이야. 네 내시경 검사 사진을 보여줄 테니 여길 봐. 이곳이 식도인데 이렇게 빨간 부분이 위산이 역류되어 식도가 까지면서 염증이 생긴 부분이야. 이 정도면 역류성 식도염이 약간 심한 상태라고 볼 수 있지.

우선 역류성 식도염 처방약 먹으면서 식생활 습관부터 교정하고 몸무게도 줄여야 해. 무엇보다 가장 안 좋은 식습관은 야식이야. 잠자기 3시간 이내에 음식을 먹으면 소화가 안 된 상태, 즉 위 안에 음식물이 있는 상태에서 눕게 되는 거야. 그러면 자는 동안 밤새 위산이 식도와 목으로 역류되어 아침이면 목이 불편하고 가슴이나 명치가 쓰리고 아픈 증상을 유발하게 되는 거야. 알았어? 직장생활이라 어쩔 수 없는 부분도 있겠지만 이제부턴 야식과 음주를 피하고 몸무게도 줄여나가도록 해."

야식을 될 수 있는 한 피하고 역류성 식도염 약을 먹다 보니 2주 정도가 지나자 거짓말처럼 형석의 가슴 아프고 쓰린 증상은 완전히 좋아졌다.

밤 8시, 일을 마치고 회사를 나서는 형석의 귀에 '카톡 카톡' 소리가 들린다. 용식이 보낸 것이었다.

'가슴 아프고 쓰린 우리 미생들의 이야기. 오늘 한잔 하면서 풀자.' 청훈도 재빨리 응답한다. '나도 아프고 쓰리다. 콜!'

형석도 재빨리 문자를 날린다. 빙그레 웃으며.

'가슴 아프고 쓰린 우리 미생들의 이야기? 정신 차려! 야식이 범인이야! ㅎㅎㅎ'

방치하면 위험한 '역류, 신트림'

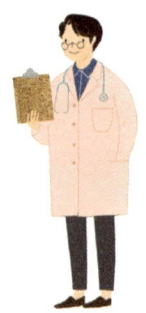

첫 번째 사례 : 역류성 식도염에 동반된 조기 식도암

"선생님은 저희 남편의 생명의 은인이세요!"

감기 증세로 진료를 받으러 온 50대 말의 환자분이 과하게 허리를 굽히며 본인이 만들었다는 대나무 부채를 내밀며 인사를 한다.

"아이고, 왜 이러세요. 저는 해야 할 일을 한 것뿐인데요. 수술 후 7년이 지났고 추적 정기검진도 잘 받고 계시니 이제 완치되었다고 생각하셔도 됩니다."

처방전 발급 후 다시 인사를 하고 진료실을 나서는 환자분의 뒷모습을 보면서 지난 일이 생각나 잠시 한숨을 돌려본다.

2007년도 봄이었다. 50대의 점잖은 외모의 조금은 왜소한 체구의 남성이 신환으로 내원했다.

"오래전부터 신물이 가끔 역류하는 것 같습니다. 식도염 같은데요."

요즘은 환자분들이 인터넷을 통해 자신의 증상을 검색하고 진단까지 하고 오는 경우가 많다.

"위내시경을 해보아야 하지 않을까요?"

내게 검사까지 권유한다. 음주를 자주 하지 않고 흡연도 않고 비교적 양호한 식습관을 가진 환자분이었다. 우선 투약 후 추후에 검사를 고려해도 되겠지만 환자분이 금식까지 하고 온 상태여서 위내시경을 권유했다.

"일찍 위내시경을 하면 정확한 진단 후 투약을 함으로써 약의 종류와 투약 기간을 정확히 해 치료에 도움이 되니 검사해보시는 게 좋겠습니다."

간호사에게 당일 위내시경을 준비토록 하고 위내시경을 시행했다.

위내시경 시작 후 내시경이 식도에 이르렀을 때 나는 '역류성 식도염이군.' 하는 생각을 하는 동시에 위식도 접합부에서 식도염에서 나타나는 일반적인 소견보다 약간 거친 점막 소견을 보았다. 점막미란이 동반되었다고 생각했지만 동시에 초기 식도암을 고려하지 않을 수 없었다. 하지만 식도는 출혈 등 합병증을 염려해 조직검사에 신중해야만 한다.

내시경을 위 부분에 한해 진행하며 동시에 일단 약물 투여 후 추적 위내시경을 해보고 호전이 없으면 조직검사를 시행할 것인가 아니면 금일 바로 조직검사를 시행할 것인가 짧은 고민을 했다. 점막이 일부 조금 거칠고 발적이 있었으나 식도염이 심한 경우라면 볼 수 있을 정도의 소견이었기 때문이다. 위내시경 검사를 끝내고 진료실에서 환자를 다시 만나 내시경 결과를 설명해주었다.

"전반적인 위염과 역류성 식도염 소견이 있습니다. 동시에 식도염 부위에서 일부 점막이 조금 거칠고 발적이 보여 조직검사를 시행했어요. 식도암의 가능성이 적지만 그래도 가능성이 있기 때문에 확인을 해보아야겠습니다."

며칠 후 간호사가 어제 나온 조직검사 결과들을 가지고 왔다. 하나하나 확인하던 중 나는 '분화도가 좋은 조기 식도암' 결과를 확인하고 잠시 긴장했다. 환자분께 결과를 알리고 자세한 결과를 보러 나오시라고 통보해드렸다. 다음 날 환자분은 부인과 상기된 얼굴로 진료실로 들어서셨다. 부인의 눈에는 이미 눈물이 맺혀 있었다.

"정확한 병기는 CT검사 등 정밀검사와 수술이 끝나야 알겠지만 이번 경우는 위내시경 소견만으로도 조기암으로 미루어 짐작할 수 있습니다. 검사를 미루지 않고 바로 하셨기 때문에 이렇게 일찍 발견하게 되었으니 무척 다행이에요."

부인과 환자분을 조금이라도 안심시켜드리고자 노력하고 상급병원으로 전원했다. 그 후 그 환자를 잊고 지내던 어느 날 진료실에 들어온 중년의 여성분이 과일 바구니를 내밀며 말했다. 남편이 무사히 수술했고 조기 식도암으로 예후가 좋을 것으로 결과가 나왔으며 상급병원 주치의가 나를 명의라고 잔뜩 추어올렸다는 말도 함께.

'졸지에' 명의가 된 나는 나쁘지 않은 기분과 함께 퇴근길의 차 안에서 되뇌었다. '항상 위내시경 검사 시 긴장하고 최선을 다해야겠다.'

식도는 해부학적 위치상 음식물이 인두에서 위장으로 넘어가는 통로로서 대부분의 소화기 장기들이 장막이라고 하는 막으로 외벽을 둘러싸고 있으나 식도에는 장막이 없어 암이 발생하는 경우 비교적 쉽게 외벽을 통과해 주위 장기로 침범할 수 있다. 또한 식도의 점막하층에는 림프관과 혈관이 풍부하게 분포되어 있어 암세포가 림프관이나 혈관을 타고 식도 주위의 림프절로 전이되거나 주변장기로 원격전이가 되기 쉽다.

식도는 쉽게 늘어나는 특성이 있어 암이 생기더라도 연하곤란이나 통증 등의 증상이 쉽게 나타나지 않아 진단이 늦어질 수 있어 식도암 진단 당시에는 이미 암이 진행된 경우가 많다. 크기가 작은 초기 식도암의 경우에는 증상이 없는 경우가 대부분으로 주로 정기적인 건강검진 시 위내시경 검사에서 우연히 발견되는 경우가 많다.

식도암의 검진 방법으로는 위내시경 검사가 최선의 방법이다. 흡연이나 음주를 많이 하는 분들이라면 최소한 1년에 한 번 정도 내시경을 정기적으로 해보는 것이 좋다. 역류성 식도염이나 바렛식도질환을 진단받았다면 적절한 약물치료를 받고 정기적으로 추적검사를 해 보는 것이 꼭 필요하다. 치료는 수술적 치료가 주된 치료법이며 방사선치료와 화학적 항암요법을 병행하게 된다. 최근 치료성적이 많이 향상되었으나 암이 전이된 환자의 경우에는 수술 후 재발할 가능성이 높다.

식도암을 예방하기 위해서는 위험인자를 방어하는 것이 중요하다. 균형 있는 식생활을 하고, 술을 절제하고, 담배를 끊고, 탄 음식이나 질산염이 많이 포함된 음식의 지나친 섭취는 피하는 것이 좋다.

두 번째 사례 : 겨울만 되면 재발되는 역류성 식도염

2010년 11월, 겨울의 문턱에 들어서 조금씩 쌀쌀하게 느껴지던 어느 날, 29세 남자환자가 내원했다. 2~3년 이상 만성적으로 속이 더부룩하고 신트림이 난다는 증상이었다. 작년 초 다른 병원에서 위내시경을 받았는데 큰 이상이 없다는 이야기를 들었다고 한다. 최근 증상이 이전보다 심하게 자주 있고 커피를 먹으면 악화되는 경향이 있다고 한다. 증상이 악화되면 빈속에도 신트림이 올라온다고 한다.

그런데 증상에 독특한 면이 있었다. 계절별로 증상 차이가 있는데 겨울철만 되면 유독 증상이 심해진다고 한다. 진료 당일 금식을 하지 않고 내원해서 다음 날 금식 후 위내시경을 실시했다. 위에는 가벼운 표재성 위염이 있었고, 정도가 심하지는 않았지만 예상대로 역류성 식도염이 있었다.

내시경이 끝나고 결과설명을 위해 진료실에서 내시경 사진을 같이 보면서 설명을 드리면서 식습관을 다시 한 번 꼼꼼히 캐물었다. 역류성 식도염에 아주 안 좋은 식습관도 두드러진 것이 없었고 커피도 하루 한두 잔 정도 이내로 마신다고 한다.

"왜 역류성 식도염 증상이 유독 겨울이면 악화될까요?"

환자분이 조심스레 먼저 물어온다.

"제가 녹차를 무척 좋아하고 추위를 많이 타는 편이에요. 날이 추워지면 보온병에 녹차를 타서 계속 들고 다니며 마시는 습관이 있는데요. 관계가 있나요?"

순간 막힌 머리가 뻥 뚫리는 느낌이다. 카페인 성분을 다량 섭취하면 하부식도괄약근 압력이 저하되고 역류성 식도염이 악화될 수 있다. 흔히 카페인 하면 커피만 생각하지만 녹차에도 카페인이 함유되어 있다. 물론 카페인 함량이 커피에 들어 있는 양보다는 적고(커피믹스 1봉에 60~70밀리그램, 녹차티백 하나에 15밀리그램 정도) 적당량 마실 경우 신체에 유익한 것으로도 알려져 있지만 이 경우처럼 양이 너무 많으면 악영향을 줄 가능성도 많다고 생각되었다.

2주 정도 투약과 함께 녹차 섭취량을 줄이도록 권고 후 증상 호전이 없으면 다시 내원하도록 말씀드렸으나 다행스럽게 아직까지 증상 재발로 내원하지는 않고 있다. '과유불급'이라는 말이 식도에도 해당하는 고사성어인가 보다.

음식물을 삼킬 때 느껴지는 통증 '연하통'

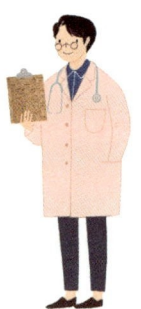

　새은 씨는 어제부터 앞가슴 부위가 아프기 시작했다. 가만히 있을 때는 좀 덜하지만 음식물을 조금이라도 삼키면 통증이 심하게 느껴졌고 심지어 물만 마셔도 내려갈 때의 느낌을 알 수 있었고 칼로 베이는 듯한 통증을 느낄 수 있었다. 요즘 회사와 육아 문제로 스트레스를 많이 받아서 그렇다고 생각했지만 통증은 바쁜 새은 씨에게도 병원을 찾아가게 만들 만큼 심각했다. 회사 팀장에게 병원에 가봐야겠다는 이야기를 했고 "가슴 부위가 아프면 협심증 가능성이 있으니 빨리 병원으로 가보세요"라는 팀장님의 말을 들을 수 있었다.
　'이상하다. 어제 감기약 먹을 때까지만 해도 아무렇지도 않았는데.'
　새은 씨는 혼자 생각하면서 가까운 내과로 향했다. 새은 씨는 자신의 증상을 이렇게 말했다.
　"저는 정말 어제까지는 아무렇지도 않았어요. 평소에는 건강에 자신이 있었거든요. 운동도 열심히 하는 편이고 식사도 규칙적으로 하고 소화도 잘되는 편이구요. 하지만 며칠 전 무리하고 나서 감기 기운이 약간 있어서 어제 감기약을 먹은 이후 갑자기 앞가슴 부위가 너무 아파졌어요. 뭘 먹으면 너무 아파서 몸을 웅크릴 정도예요. 회사에서 동료들은 협심증 이야기를 하는데 부모님 두 분이 다 고혈압이 있어서 심장이 걱정이 많이 돼요. 저 심장 검사를 받아야 하나요?"

새은 씨 이야기를 들은 선생님은 이렇게 말했다.

"새은 씨 말 잘 들었어요. 앞가슴 통증을 유발하는 질병 중에서 사람들이 흔히 알고 있는 질환이 협심증이니 그렇게 생각할 수도 있습니다. 하지만 다른 질환도 같이 생각해야 합니다."

"그럼 선생님, 앞가슴 부위가 이렇게 아픈 다른 원인들에는 어떤 것이 있나요?"

새은 씨 질문에 선생님이 방긋 웃으며 대답했다.

"가슴 부위에는 표면에서부터 피부, 근육, 뼈와 폐 그리고 식도와 심장과 같이 여러 개의 조직과 장기들이 있어요. 근육통에서부터 시작해서 기흉과 늑막염과 같은 폐질환, 역류성 식도염이나 식도의 운동성 질환과 같은 식도질환, 그리고 협심증과 심근경색과 같은 심장질환 등을 생각해야 합니다."

"그러면 검사를 다 받아야 하나요?"

새은 씨는 가슴이 더욱 답답해지는 것을 느끼며 물었다.

"모든 검사를 다 할 필요는 없어요. 필요한 검사를 선택할 때 가장 중요한 것은 환자의 이야기와 신체검사인데 새은 씨는 평소에는 괜찮았는데 어제 감기약을 먹고 나서 이런 증상이 생겼다고 했지요? 그리고 음식물이 내려갈 때 통증이 심해진다고 했는데 그러면 우선 음식이 내려가는 길에 이상이 생겼을 확률이 높다고 여겨져요. 감기약을 먹었으면 해열 진통제나 항생제와 같은 약을 먹었을 텐데 그런 약물이 위염을 유발해서 속이 쓰릴 수 있어요. 하지만 지금 통증이 있는 신체 부위가 음식물이 내려가는 도중에 느껴진다는 것은 식도 부위에 이상이 있을 확률이 높아 보이네요. 혹시 어제 감기약을 먹고 물은 충분히 먹었나요?"

"아니요. 물도 마시기 귀찮고 피곤해서 한 모금만 마셨던 것 같아요. 그리고 바로 누워 있었어요."

선생님이 뭔가 알겠다는 듯이 고개를 끄덕이며 말했다.

"새은 씨, 식도는 음식물이 지나가는 길이에요. 길이지만 움직이지 않고 고정되어 있는 것이 아닌 주기적으로 수축과 이완을 하는 움직이는 근육이에요. 식도는 직경이 일정한 것이 아니라 내부 혈관과 장기에 눌려져서 몇 군데 좁아지는 부위가 있어요. 물을 적게 마시거나 약을 먹고 바로 누운 경우 좁아진 식도 부위에 감기약이 걸려 있다가 식도 점막에 염증이 생겨서 통증을 일으켰을 가능성이 높아 보이네요. 이런 경우에는 위내시경을 통해서 식도 부위를 확인하는 것이 좋겠어요."

새은 씨는 선생님 권고대로 위내시경 검사를 받았다. 검사 이후 선생님은 이렇게 말했다.

"새은 씨 식도 중간 부위에서 세로 방향으로 궤양이 있었어요. 약이 좁아진 식도 부위를 통과 못하고 걸려 있는 동안 분해가 되면서 식도와의 압박 반응과 화학적 반응으로 염증이 생긴 것 같아요. 며칠간 약물치료를 하면 좋아질 수 있으니 걱정하지 말아요."

새은 씨는 마음이 놓임과 동시에 다른 생각이 들어 선생님께 물었다.

"선생님, 심장에 문제가 있는 협심증이 아니라 다행이기는 한데 그

염증이 혹시 암과 같은 나쁜 것은 아니겠죠?"

"그렇게 생각할 수도 있어요. 새은 씨, 사실 식도암뿐만 아니라 곰팡이, 여러 바이러스, 결핵, 매독과 같은 병을 식도 염증이 있을 때 함께 생각해야 해요. 내시경에서 보이는 모습과 조직검사로 감별할 수 있으니 다음 주에 와서 조직검사 확인해보도록 해요. 바이러스와 결핵과 매독 그리고 식도암은 항암치료 중인 면역억제 환자나 담배를 피우는 사람들에게서 있을 수 있고 건강한 젊은 사람에게서는 드문 일이니 너무 걱정할 필요는 없어요."

궁금증이 해소된 새은 씨는 드디어 밝게 웃으며 선생님께 물었다.

"그러면 선생님, 앞으로 약을 먹을 때는 어떻게 해야 하나요? 선생님 처방약 먹고 또 목에 걸리면 어떡하죠?"

"새은 씨 경우와 같은 약물유발 식도염은 예방이 중요한데 약물은 적어도 100밀리리터 이상의 충분한 물과 함께 복용하며, 약이 여러 개인 경우 나눠서 먹는 것이 좋아요. 그리고 복용 후 적어도 10분간은 서 있는 자세로 있도록 하세요. 특히 약을 누워서 먹으면 안 돼요. 그러면 약이 걸릴 일은 없을 겁니다."

정상적인 식도는 중간쯤 되는 부위에 좁아진 곳이 있다. 이는 식도 바깥쪽에 기관지가 지나가면서 밖에서 식도를 누르기 때문에 그 외부의 압박으로 좁아지게 되는데 이를 생리적 협착부라고도 부른다. 이렇게 좁아져 있어도 음식물이 걸리거나 해서 문제를 일으키지는 않는다. 하지만 약을 먹고 물도 제대로 마시지 않고 바로 누워버리게 되면 좁아진 부위에 약이 걸려 식도 점막에 약물 자체의 독성이나 압박 손상으로 점막이 괴사 및 궤양을 일으켜 심한 흉통을 유발하게 되는 것이다. 이런 경우를 '약제유발 식도염'이라고 부른다.

비타민 C, 철분제, 항생제, 진통소염제 및 골다공증약 등이 약제유발 식도염의 흔한 원인 약들로 알려져 있다. 이런 약제들은 많은 사람들이 정기적으로 복용하는 약이므로 약을 삼킬 때 물을 충분히 먹고 (큰 컵으로 한 컵) 약을 먹은 후 약 30분 이내에는 눕지 않는 주의를 해야 '약 먹고 병 얻는 실수'를 피할 수 있다.

'약제유발 식도염'에 의한 흉통은 삼킬 때 심하게 느껴지는 것이 특징으로 심장병과는 달리 운동할 때 심해지지는 않는다. 다시 한 번 강조하지만 약을 복용할 때는 충분한 양의 물과 함께 삼켜야 하고 약을 삼킨 후 바로 눕거나 또는 누워서 약을 먹는 일은 하지 말아야 한다.

급작스런 식도 이상 '식도이물'

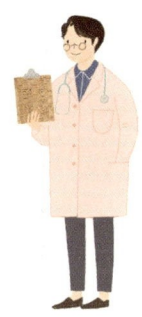

작은 체구에 틀니를 하고 계신 72세 독거 할머니께서 내원 전날부터 가슴이 꽉 막히는 듯한 흉통이 있어 내원하셨다. 할머니는 전날 점심에 주인집 아주머니와 생선찌개를 드신 후부터 증상이 시작되었으나 식사를 대접해준 주인집 아주머니가 미안해할까봐 말씀도 못하시고 혼자 참고 하루를 보낸 후 물만 마셔도 통증이 심해서 식사도 못하고 오후에 내원하신 것이었다.

혈압과 체온 등은 안정적이고 호흡음과 심전도는 정상이어서 식도이물에 의한 증상일 것으로 생각되어 응급내시경을 시행했다. 내시경 시 식도 중간 부분에서 날카로운 끝부분이 식도를 횡으로 가로질러 걸쳐 있는 생선뼈를 발견하고 천공을 방지하기 위해 투명캡을 이용해 특수겸자로 잡아 제거했다. 제거 후 이물에 의한 얕은 점막 손상이 관찰되었으나 할머니 증상은 이물을 제거하면서 소실되어 연신 고맙다는 말씀을 하시며 귀가했다.

이처럼 끝이 날카로운 이물은 시간이 지남에 따라 식도벽을 파고 들어 식도벽에 염증이 생기며 천공될 수 있다. 천공되면 흉벽을 타고 염증이 퍼져 고열을 동반한 응급상황에 처하게 되므로 내시경을 이

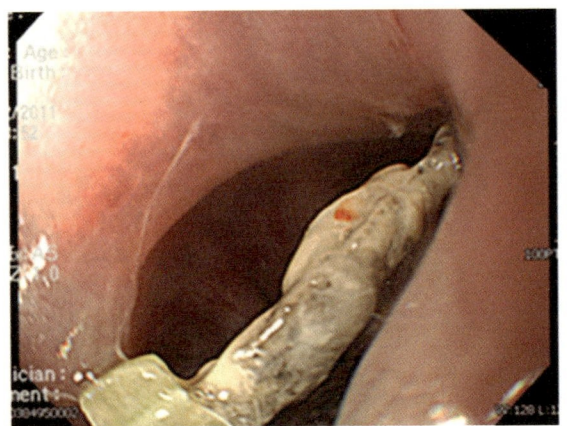

〈그림 60〉 식도에 생선뼈가 걸린 모습

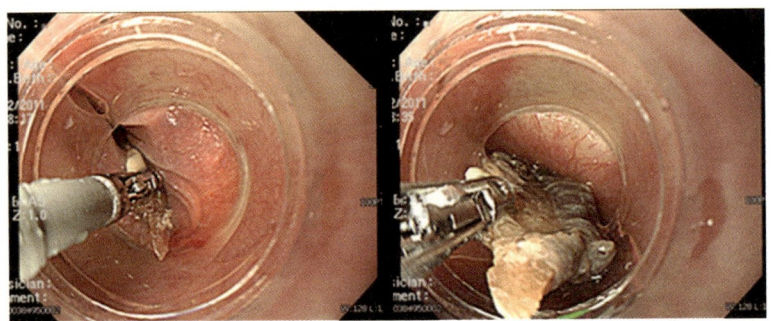

〈그림 61〉 캡과 겸자를 이용해서 생선뼈를 제거하는 모습

용해 빠른 시간 안에 제거해주어야 한다.

생선뼈나 가시나 수은건전지를 삼킨 후 목에 걸린 느낌이 드는 경우는 반드시 응급내시경 검사가 가능한 병원으로 빨리 가서 응급내시경 검사를 받아보아야 한다.

기타 - 대동맥 질환에 의한 식도 압박

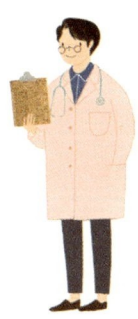

　올해 40세가 된 남자 권모 씨는 나라에서 생애 전환기 검진을 하라는 우편물을 받았다. 내 나이가 벌써 이렇게 되었나 생각하며 아픈 곳은 없지만 병원을 찾았다. 어디 아픈 데나 불편한 데가 있는지를 묻는 의사선생님의 질문에 자신 있게 "없어요"라고 대답하고는 기본적인 신체 계측, 혈액검사, 가슴 사진을 찍었다. 40세 검진에는 위내시경이 포함되어 있다 해서 금식을 한 차에 위내시경도 받았다.

　위내시경 검사에서 위염도 하나 없이 깨끗한 위장과 십이지장이 관찰되었다. 그런데 식도 일부에 벽이 돌출되어 있는 듯한 부분이 있었다. 정상적으로 식도는 입에서부터 시작해서 가슴을 관통해서 위장으로 연결되기 때문에 벽 주위로 많은 종격동 구조물들이 접촉하고 있다. 그래서 대동맥궁, 좌측주기관지, 좌심방, 척추 뼈 등으로 눌려 있는 부분들이 많다. 그러나 대동맥궁 근처에 정상 압박 구조물과는 좀 다른 부분이 관찰되었다.

　의사선생님은 혹시나 식도벽 아래에 혹이나 외부에서 누르는 병변이 있는지 확인하기 위해 흉부컴퓨터 촬영을 권유했다. 아픈 데도 없는데 꼭 컴퓨터 촬영까지 해봐야 하나 생각하면서도 이야기를 듣고 나니 신경이 쓰여 흉부컴퓨터 촬영을 했다. 그런데 생각지도 못하게 대동맥의 일부가 확장되어 식도벽을 누르는 것이 발견되었다. 늘어난 대동맥은 오래되었는지 벽의 일부에 석회화가 진행되어 있었다.

옛날 일을 되짚어보니 20년도 더 전에 교통사고를 당했고 그때 가슴 부위를 심하게 다친 기억이 있었다. 아마 그 당시 대동맥이 충격을 받았고 벽의 일부가 찢어졌으나 증상이 없다가 오랜 세월이 흐르면서 약해진 대동맥 벽에 가해지는 강한 압력에 의해서 혈관이 늘어난 것이 내시경 검사 중에 우연히 발견된 것이다. 모르고 있다가 압력을 견디지 못한 대동맥이 터졌다면 생명을 잃었을 터인데 병을 알게 되었으니 대비를 할 수 있게 되어 다행이었다. 대학병원에서는 이미 생긴 지 오래되었으니 경과를 관찰하다가 커지는 기미가 있으면 수술을 하자고 하면서 주의하라는 이야기를 들었다.

증상이 질병을 알려주는 데 도움을 주는 것은 분명하지만 증상만으로 질병을 다 알아내거나 다른 질병과 감별할 수는 없다. 실제로 위의 증례처럼 본인이 느끼는 증상은 하나도 없음에도 불구하고 역류성 식도염이나 식도암, 심지어 진행성 위암으로 진단되는 경우를 간혹 보곤 한다. 따라서 증상이 없더라도 적어도 2년 이내 간격으로 정기적으로 위내시경을 받는 것이 조기에 질병을 발견하는 데 많은 도움을 줄 수 있다.

본서의 대표저자

	소속	이름
1	서울속편한내과	송치욱
2	서울속편한내과	김윤배
3	서울속편한내과	김영선
4	서울한강속편한내과	강동훈
5	부산속편한내과	조성락
6	부산속편한내과	김주호
7	부산속편한내과	김진도
8	대구속편한내과	김태석
9	인천속편한내과	박현철
10	대전둔산속편한내과	진영주
11	천안속편한내과	이문호
12	광명속편한내과	김성태

본서의 공동저자

	소속	이름
1	서울속편한내과	천황래
2	서울속편한내과	박상현
3	서울속편한내과	이경헌
4	서울한강속편한내과	정문기
5	광명속편한내과	공휘
6	의정부 속편한내과	조영직
7	의정부 속편한내과	최종환
8	대구속편한내과	이영두
9	일산속편한내과	오성남
10	일산속편한내과	김두랑
11	일산속편한내과	김영진
12	창원속편한내과	이지훈
13	창원속편한내과	조중현
14	구리속편한내과	김배한
15	군포속편한내과	김명식
16	군포속편한내과	김인한
17	동탄속편한내과	배경태
18	동탄속편한내과	강근희
19	성남속편한내과	고동훈
20	천안속편한내과	이준영
21	부산속편한내과	이정현

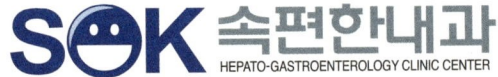

SOK 속편한 내과는…

- 소화기 질환 및 위와 대장내시경을 전문으로 하는 소화기 전문 내과의원이다.
- 2000년 시작된 우리나라 최대 내과 네크워크로 현재 전국에 36개 내과의원이 있다.
- 소화기 질환으로 고통받는 환자들의 편의를 위해 당일 진료-검사-치료가 가능한 원스톱 서비스를 구축하고 있다
- 환자뿐만 아니라 그 가족도 최우선으로 하는 핵심가치를 바탕으로 의료의 질을 한 층 더 높이기 위해 노력하고 있다.

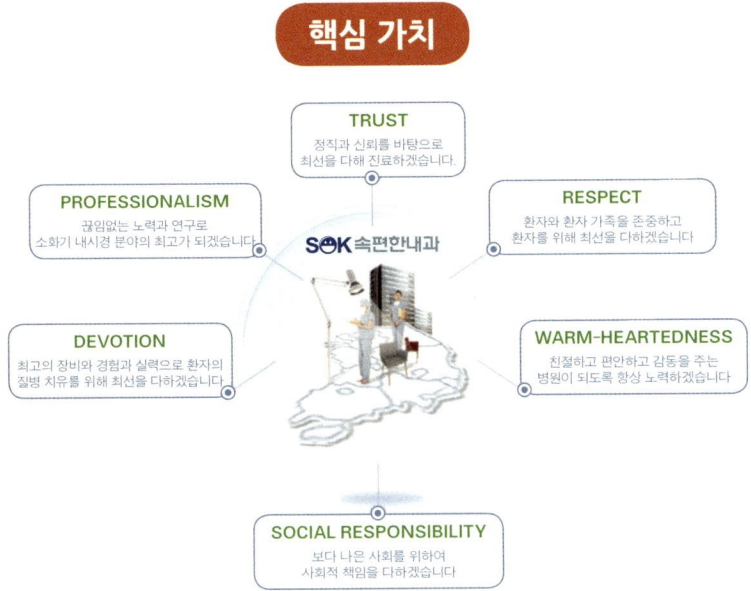

You First!
We Best!
SOK Network!

S☺K NETWORK
속편한내과 네트워크 병원입니다

- 서울
- 인천/경기
- 대전/충청
- 전주/전북
- 광주/전남
- 대구/경북
- 부산/경남
- 제주도

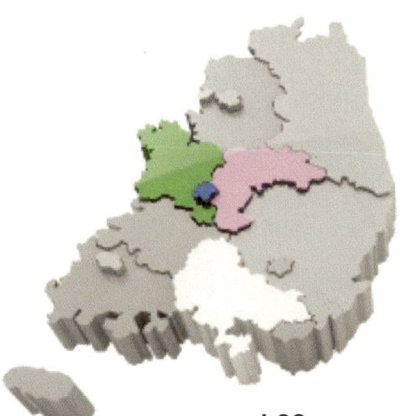

www.sok88.com

전국 36개 네트워크 병원

서울	서울한강	부산	대구	대구상인	인천
인천계양	광주	대전	서대전	대전둔산	울산
군포	광명	동탄	부천	수원	성남
안양	안산	일산	의정부	오산	평택
청주	천안	구미	포항	창원	전주
제주	구리	용인	파주	논산	부천
과천					

속편한 식도 이야기
– 식도질환에 대해 궁금한 모든 것

초판 1쇄 발행 2016년 6월 14일
초판 2쇄 발행 2016년 6월 29일

지은이 SOK 속편한내과 네트워크
펴낸이 안현주

경영총괄 장치혁 **마케팅영업팀장** 안현영
편집 이상실 **디자인** 표지 twoes 본문 dalakbang 의학 일러스트 박대진 본문 일러스트 문다미

펴낸곳 클라우드나인 **출판등록** 2013년 12월 12일(제2013 – 101호)
주소 우) 121 – 898 서울시 마포구 월드컵북로 4길 82(동교동) 신흥빌딩 6층
전화 02 – 332 – 8939 **팩스** 02 – 6008 – 8938
이메일 c9book@naver.com

값 15,000원
ISBN 979 – 11 – 86269 – 48 – 0 14510

* 잘못 만들어진 책은 구입하신 곳에서 교환해드립니다.
* 이 책의 전부 또는 일부 내용을 재사용하려면 사전에 저작권자와 클라우드나인의 동의를 받아야 합니다.

* 클라우드나인에서는 독자여러분의 원고를 기다리고 있습니다.
  출간을 원하는 분은 원고를 bookmuseum@naver.com으로 보내주세요.

* 클라우드나인은 구름 중 가장 높은 구름인 9번 구름을 뜻합니다. 새들이 깃털로 하늘을 나는 것처럼 인간은 깃펜으로 쓴 글자에 의해 천상에 오를 것입니다.